肥胖康复

—— 教您轻松掌握"三分治七分养"的康复技巧

主编 石云霞 侯 爽

U0200247

学苑出版社

图书在版编目（ＣＩＰ）数据

肥胖康复：教您轻松掌握"三分治七分养"的康复技巧 /
石云霞, 侯爽主编. —北京：学苑出版社, 2023.5
ISBN 978-7-5077-6645-5

Ⅰ.①肥… Ⅱ.①石… ②侯… Ⅲ.①肥胖病－康复
Ⅳ.①R589.2

中国国家版本馆CIP数据核字(2023)第062793号

出 版 人：洪文雄
责任编辑：黄小龙
出版发行：学苑出版社
社　　址：北京市丰台区南方庄2号院1号楼
邮政编码：100079
网　　址：www.book001.com
电子邮箱：xueyuanpress@163.com
联系电话：010-67601101（销售部）、010-67603091（总编室）
印 刷 厂：北京旺都印务有限公司
开本尺寸：880mm×1230mm　1/32
印　　张：9.5
字　　数：185千字（图41幅）
版　　次：2023 年 5 月第 1 版
印　　次：2023 年 5 月第 1 次印刷
定　　价：88.00元

编委会

前言

目前，我国已经成为世界肥胖人口大国。据 2021 年中国疾病预防控制中心在《柳叶刀》上发布的数据，2018 年中国 18~69 岁成人中，约有肥胖人士 8500 万，居全球首位，肥胖严重影响了我国人民的身心健康。

但我国人民对肥胖的认知程度却普遍较低，并且存在很多认知误区，如：肥胖不是病，肥胖是营养过剩，肥胖是富贵的象征，肥胖就是吃得多、运动少导致的等。

就因为人们对肥胖的认知程度不够，出现了两极分化的局面。一极是对肥胖问题不予重视，也不进行预防；另一极是盲目地减肥，胡乱地使用减肥方法，以致很多人的身心健康受到影响，而其中尤以女性居多。

为此，我们国家开始倡导和推进全民体重管理，并在临床设立肥胖专科门诊，同时也对减肥市场进行规范和整顿。

本书的编写，一方面是帮助读者树立对肥胖的正确、科学的认知，另一方面是阐述如何让肥胖人群进行康复。

那么，什么是肥胖康复？

首先，我们要知道肥胖属于疾病。2020 年出版的《食品科学技术名词》一书中对肥胖如此定义：一种由多种因素引起的以脂肪异常累积为特征的代谢性疾病。世界卫生组织将体质指数等于或大于 $30kg/m^2$ 视为肥胖，我国将体质指数等于或大于 $28kg/m^2$ 视为肥胖。肥胖的康复属于医学行为，绝对不是靠盲目减肥就能达到的。

同时，我们也要知道肥胖与多种疾病的发生相关。研究表明，目前有 200 多种疾病的发生与肥胖相关。

因此，肥胖的康复不仅仅是让肥胖本身康复，同时也是让肥胖合并的慢性病得到逆转或康复。

如何进行肥胖康复？

首先，临床治疗（"三分治"）：指让肥胖疾病本身及肥胖所合并的慢性病，如高血糖、高脂血、高尿酸等，得到明确诊断及有效的治疗。

其次，康复管理（"七分养"）：指以慢病康复医学为基础，应用康复管理的手段，对肥胖及其合并的慢性病进行管理。

肥胖康复就是通过"三分治"（临床治疗）、"七分养"（康复管理）的整体方法来让肥胖及其合并的慢性病进行逆转或康复。

本书分为两个部分：第一部分为肥胖康复基础理论；第二部分为肥胖康复实操技能。本书既可以作为肥胖康复的临床工作指导，也可以用作科学研究参考用书，更是肥胖患者不可或缺的实用指导手册。

编者
2023 年 1 月

目录

第二部分　肥胖康复实操技能

第 一 部 分

肥胖康复
基础理论

第一章 认识肥胖

一、肥胖的判定标准

1. 体质指数（BMI）

体质指数又叫体重指数，是利用身高和体重之间的比例来衡量一个人的胖瘦程度与是否健康的一个标准。

BMI（体质指数）= 体重（kg）/ 身高的平方（m²）

表1　中国成人 BMI 与体重程度的判定标准

BMI 值	体质类型
BMI < 18.5	偏瘦
18.5 ≤ BMI < 24.0	正常体重
24 ≤ BMI < 28	超重
28 ≤ BMI < 30	轻度肥胖
30 ≤ BMI < 35	中度肥胖
35 ≤ BMI < 40	重度肥胖
BMI ≥ 40	极重度肥胖

注：体质指数适合 18 ~ 65 岁的人士，而对于儿童、发育中的青少年、孕妇、乳母、老人、肌肉发达者及水肿等人士不适合。

2. 体脂率

体脂率是人体脂肪含量占体重的百分数，直接反映人体脂肪水平，是评价肥胖程度的精准指标。

体脂率一般采用电阻抗的方法进行测量，如体成分分析仪、体脂称。

表2 体脂率判定标准

性别	年龄	偏瘦	标准	超重	肥胖
男性	18 ~ 39 岁	5% ~ 10%	11% ~ 21%	22% ~ 26%	27% ~ 45%
	40 ~ 59 岁	5% ~ 11%	12% ~ 22%	23% ~ 27%	28% ~ 45%
	60 岁及以上	5% ~ 13%	14% ~ 24%	25% ~ 29%	30% ~ 45%
女性	18 ~ 39 岁	5% ~ 20%	21% ~ 34%	35% ~ 39%	40% ~ 45%
	40 ~ 59 岁	5% ~ 21%	22% ~ 35%	36% ~ 40%	41% ~ 45%
	60 岁及以上	5% ~ 22%	23% ~ 36%	37% ~ 41%	42% ~ 45%

注：体脂率的判定是要根据性别、年龄和体脂含量来综合判定的。

3. 腰围

腰围是反映人体脂肪总量和脂肪分布的综合指标。

腰围测量：测量者两脚分开 25 ~ 30 cm，使体重平均分配。用软尺水平围住腋中线的肋骨下缘到髂骨前上棘中间连线的中点

（脐上 1 ~ 2 cm），通过这样一圈的维度进行测量，精确到 0.1 cm。

表3　腰围与患代谢疾病及早死的风险关系

年龄（岁）	正常腰围高值（cm）		高腰围界值（cm）	
	男	女	男	女
7	58.4	55.8	63.6	60.2
8	60.8	57.6	66.8	62.5
9	63.4	59.8	70.0	65.1
10	65.9	62.2	73.1	67.8
11	68.1	64.6	75.6	70.4
12	69.8	66.8	77.4	72.6
13	71.3	68.5	78.6	74.0
14	72.6	69.6	79.6	74.9
15	73.8	70.4	80.5	75.5
16	74.8	70.9	81.3	75.8
17	75.7	71.2	82.1	76.0
18	76.8	71.3	83.0	76.1
成年人	85.0	80.0	90.0	85.0
超过相应数值患代谢疾病、早死风险	风险增加		风险显著增加	

4.腰臀比

腰臀比是腰围与臀围的比值，是判定向心性肥胖的重要指标。

臀围测量：臀部向后最突出部位的水平围长，用软尺测量。

中国成年男女性按腰臀比例判断腹型肥胖的标准是：成年男性腰臀比≥ 0.9，成年女性腰臀比≥ 0.85，属于腹型肥胖。这里需要特别说明一下，腰臀比越高，其患癌的风险程度也就越高，其风险关系见表4。

表 4　腰臀比与患癌的风险关系

性别	年龄（岁）	风险程度			
		低	中等	高	很高
男性	20 ~ 29	< 0.83	0.83 ~ 0.88	0.89 ~ 0.94	> 0.94
	30 ~ 39	< 0.84	0.84 ~ 0.91	0.92 ~ 0.96	> 0.96
	40 ~ 49	< 0.88	0.88 ~ 0.95	0.96 ~ 1.00	> 1.00
	50 ~ 59	< 0.90	0.90 ~ 0.96	0.97 ~ 1.02	> 1.02
	60 ~ 69	< 0.91	0.91 ~ 0.98	0.99 ~ 1.03	> 1.03
女性	20 ~ 29	< 0.71	0.71 ~ 0.77	0.78 ~ 0.82	> 0.82
	30 ~ 39	< 0.72	0.72 ~ 0.78	0.79 ~ 0.84	> 0.84
	40 ~ 49	< 0.73	0.73 ~ 0.79	0.80 ~ 0.87	> 0.87
	50 ~ 59	< 0.74	0.74 ~ 0.81	0.82 ~ 0.88	> 0.88
	60 ~ 69	< 0.76	0.76 ~ 0.83	0.84 ~ 0.90	> 0.90

二、肥胖是一种疾病

肥胖是由多种因素引发的慢性代谢性疾病，是全球十大慢性病之一。

早在 1949 年，世界卫生组织（WHO）就把肥胖列入疾病分类名单。

2017 年美国临床内分泌医师协会（AACE）和美国内分泌学会（ACE）发表联合声明：肥胖是基础的慢性疾病。

世界卫生组织与美国食品药物管制局（FDA）将肥胖列为最大规模的慢性病，称其为"21 世纪的瘟疫"。

三、肥胖的现状

目前，全球的超重与肥胖人数已经超过 20 亿人（2021 年首次联合国粮食系统峰会上公布），中国位居全球首位。

2020 年国家卫生健康委员会发布的《中国居民营养与慢性病状况报告》显示：我国成年居民的超重与肥胖人数已超过 50%，超过 2.5 亿人；而 6～17 岁的儿童、青少年的超重与肥胖人数接近 20%，6 岁以下的儿童已达到 10%。

四、肥胖的危害

肥胖是全球导致死亡的第五大风险因素，2019 年《世界粮食安全和营养状况》报告显示，肥胖每年导致约 400 万人死亡（此数据截止于 2018 年）。

肥胖与艾滋病、吸毒、嗜酒并列为四大世界性的医学社会问题。

肥胖与高血压、高脂血、高血糖并称为"死亡四重奏"。

表 5 中国疾病预防控制中心：中国成人超重和肥胖的体重指数与相关疾病风险的关系

体质指数（kg/m^2）	危险因素聚集	疾病风险
24 ≤ BMI<28		高血压的患病率是正常体重者的 2.5 倍
		糖尿病的患病率是正常体重者的 2 倍
		血脂异常的患病率是正常体重者的 2.5 倍
		冠心病的患病率是 32.0%
		脑卒中的患病率是 30.6%
		缺血性脑卒中的患病率是 53.5%
		高密度脂蛋白胆固醇降低（＜ 35 mg/100 mL）的检出率为 BMI 在 24 以下者的 1.8 倍

体质指数（kg/m²）	危险因素聚集	疾病风险
24 ≤ BMI<28	伴有 2 个及以上危险因素聚集	动脉粥样硬化的患病率为 BMI 在 24 以下者的 2.2 倍
		生殖系统癌症（如妇女绝经后的乳腺癌、子宫内膜癌、卵巢癌、宫颈癌，男性的前列腺癌）及某些消化系统癌症（如结肠直肠癌、胆囊癌和肝癌）的发病率与超重和肥胖存在正相关
		脂肪肝者患病率达 41.5%
BMI ≥ 28	伴有 2 个及以上危险因素聚集	高血压的患病率是体重正常者的 3.3 倍
		糖尿病的患病率是体重正常者的 3 倍
		血脂异常的患病率是正常体重者的 3 倍
		动脉粥样硬化的患病率分别为 BMI 在 24 以下者的 2.8 倍
		高密度脂蛋白胆固醇降低（＜ 35 mg/100 mL）的检出率为 BMI 在 24 以下者的 2.1 倍
		可引发睡眠呼吸暂停综合征
		腹部脂肪过多的女性常有排卵异常、雄激素过多，往往伴有生殖功能障碍

体质指数（kg/m²）	危险因素聚集	疾病风险
BMI ≥ 28		中度肥胖妇女易发生多囊性卵巢综合征
		胆结石的患病率是非肥胖者的4倍
		膝关节疼痛和负重关节的骨关节发病率高

说明：以上数据来自 2007 年中国疾病预防控制中心发布的内容，目前未检索到新的数据。

表 6 中国疾病预防控制中心：腰围界限值与相关疾病风险的关系

腰围	疾病关系
男性腰围 ≥ 90 cm 女性腰围 ≥ 85 cm	高血压的患病率为腰围低于此界限者的 2.3 倍
	糖尿病的患病率为腰围低于此界限者的 2 ~ 2.5 倍
	甘油三酯血症的检出率为腰围正常者的 2.5 倍
	高密度脂蛋白胆固醇降低的检出率为腰围正常者的 1.8 倍
	动脉粥样硬化的患病率为腰围正常者的 2.1 倍

五、肥胖与常见慢性病的关系

肥胖与常见慢性病既存在并列关系，也存在因果关系。

并列关系是指肥胖与其他慢性病是不同的独立性疾病，肥胖不是导致其他慢性病的因。比如有的人患糖尿病在前，肥胖在后。

因果关系是指肥胖是导致慢性病的直接或间接因素之一。

接下来，我们主要阐述的是肥胖与慢性病存在的因果关系。

1. 肥胖与糖尿病

肥胖与糖尿病有极高的相关性，在临床确诊糖尿病的患者中，有 41% 的人属于超重，24.3% 的人属于肥胖（来自 2016 年，中国 2 型糖尿病合并肥胖综合管理专家共识），肥胖是诱发糖尿病的决定性内环境因素。

（1）**肥胖与高胰岛素血症**：脂肪的过度堆积，脂肪的异常分布（尤其是脂肪集中在人体腹部），可引发胰岛素抵抗（胰岛素水平高）。这与脂肪组织来源的激素和细胞因子有关，如游离脂肪酸、肿瘤坏死因子、瘦素、抵抗素、纤溶酶激活物抑制因子增多，以及脂联素不足有关。

而肥胖病人中均有胰岛素过高的现象，包括基础水平以及受刺激后的反应水平，这提示存在胰岛素的抵抗，包括肝脏及肌肉的抵抗，使周围组织对糖的汲取减少，而肝的汲取增加。但脂肪组织的敏感性却维持在高水平，进而增加了脂肪的聚积。

长期的高胰岛素血症，可以使胰岛陷于衰竭状态，最终导致胰岛素的反应性降低。

（2）**肥胖与胰岛素受体**：肥胖病人的胰岛素受体数目是减少的，或胰岛素受体对胰岛素的亲和力下降及细胞内后受体在糖代谢中存在缺陷。

2. 肥胖与高血压

超重与肥胖是导致高血压的重要因素之一。

（1）**肥胖与血管床增大**：肥胖导致机体的脂肪组织增多，体积增大，进而使人体的小血管及毛细血管增多，以满足脂肪组织的营养供应和代谢。而血管床的增大致使血容量增加，增加心脏的每搏输出量，导致血压增高。

（2）**肥胖与钠的排泄**：肥胖可引起胰岛素水平升高，高浓度的胰岛素水平影响肾脏对钠的排泄，而人体钠离子浓度的升高（水钠潴留），可使细胞外液容量增大，心脏搏出量增加，进而引起血压的升高。

（3）**肥胖与心率**：肥胖引起的高胰岛素血症可影响交感神经的活动，使心率加快，从而促进小动脉增生，使小动脉对升压物质的反应敏感性增加。

（4）**肥胖与动脉硬化**：肥胖病人体内脂肪组织增多，血管壁容易发生脂质物质的沉积，造成动脉硬化，血管弹性降低，管腔狭窄，外周阻力增加，进而诱发血压升高。

3. 肥胖与高脂血症

肥胖与高脂血症有一定的相关性。

（1）**游离脂肪酸增加**：肥胖病人血液中的游离脂肪酸的水平增加，尤其是脂肪集中在腹部的人，因为腹部脂肪代谢活跃，转换率高，腹部脂肪对胰岛素抑制脂肪分解的作用相对抵抗，而β-3受体与儿茶酚胺的亲和力高，对脂肪的代谢作用敏感，因而腹部脂肪在基础状态和肾上腺激素能激发以后，有更高的脂肪分解率，其所释放的游离脂肪酸大量进入门静脉循环，到达肝脏，而肝脏利用游离脂肪酸和葡萄糖合成甘油三酯，并分泌进入血液，这就是血液甘油三酯升高的因素之一。

（2）**胰岛素抵抗：**过多的胰岛素可增加 HMG-COA 还原酶活性（即 3- 羟基 -3- 甲基戊二酸单酰辅酶 A 还原酶，余同），进而导致胆固醇的合成增加，引起高胆固醇血症，增加胆结石的患病风险。

（3）**高密度脂蛋白（HDL）：**有的肥胖病人中的 HDL 是低的，低密度脂蛋白（LDL）与 HDL 的比值是升高的，这是导致胆固醇高的因素之一。

4. 肥胖与非酒精性脂肪肝

肥胖是非酒精性脂肪肝的重要危险因素。

（1）**胰岛素抵抗：**肥胖病人的胰岛素抵抗会导致肝脏对葡萄糖的摄取增加，过多的糖分在肝脏内转化成脂肪，当超过了肝脏对甘油三酯的代谢能力时，会导致脂肪在肝脏内聚积。

（2）**游离脂肪酸：**肥胖病人的游离脂肪酸增高，肝脏汲取游离脂肪酸和葡萄糖转化成甘油三酯，超过了肝脏对甘油三酯的代谢能力，进而导致脂肪在肝脏内聚积。

5. 肥胖与胆结石

肥胖病人的胆结石发病率比正常人高 5 倍以上，且女性高于男性，尤其是向心性肥胖的女性。

（1）**胰岛素抵抗：**过多的胰岛素可增加 HMG-COA 还原酶活性，进而导致胆固醇的合成增加，引起高胆固醇血症，增加胆结石的患病风险。

（2）**高密度脂蛋白（HDL）：**有的肥胖病人中的 HDL 是低的，低密度脂蛋白（LDL）与 HDL 的比值是升高的，这是导致胆固醇高的因素之一，进而增加患胆结石的风险。

（3）**雌激素：**肥胖病人的脂肪组织过多，而过多的脂肪组织会促进雌激素的分泌，导致体内雌激素增加，而雌激素的升高会影响肝内葡萄糖醛酸胆红素的合成，同时雌激素也会降低胆囊的排空，进而增加患胆结石的风险。这也是女性肥胖病人更容易患胆结石的重要因素。

6. 肥胖与高尿酸血症

肥胖是导致高尿酸血症的因素之一。

（1）**核酸分解：**肥胖可以导致体内细胞的核酸分解，释放过多，从而增加嘌呤的代谢量。

注：核酸分解中产生的鸟嘌呤和腺嘌呤经过黄嘌呤氧化酶和次黄嘌呤氧化酶的代谢生成尿酸。

（2）**游离脂肪酸：**肥胖可引起游离脂肪酸增加，过多的游离脂肪酸会增加肝脏负担，引起尿酸合成酶的功能亢进，而抑制尿酸合成的酶类降低，进而导致尿酸产生增加。

（3）**尿酸排泄减少：**肥胖病人体内的胰岛素水平过高以及尿液的酸化都会抑制肾脏对尿酸的排泄。

7. 肥胖与睡眠呼吸暂停综合征

肥胖是公认的导致睡眠呼吸暂停的重要因素和高危因素。

（1）**咽部脂肪组织堆积：**肥胖病人的脂肪组织堆积在咽部，可使咽腔狭窄。而脂肪组织主要堆积在咽侧壁，睡眠呼吸时咽部的开放度下降，同时这些松弛的脂肪组织在吸气时的负压作用下更容易产生软腭与会厌之间柔软的口腔壁塌陷，加重气道阻塞。

（2）**上气道受压：**肥胖病人颈部和下颌部脂肪组织较厚，使口咽部和咽喉部的腔外压力增加，出现上气道受压的表现。

8. 肥胖与骨质疏松

肥胖与骨密度降低和骨质疏松有关，过多的脂肪组织可增加3.69 倍骨质疏松症风险，而在体质指数 > 25 kg/m^2 的人群中，风险甚至高达 5.64 倍（数据源自韩国的一项营养与健康调查结果）。

（1）**成骨细胞减少：**脂肪细胞和成骨细胞起源于共同的多能间充质干细胞，肥胖能增强脂肪细胞分化并促进脂肪积累，进而减少成骨细胞分化和骨形成。

（2）**慢性炎症：**在肥胖病人机体内，循环血液和组织的促炎细胞因子水平增加，从而通过修饰骨保护通路的受体活性，增进破骨细胞活性并加速骨吸收。

（3）**瘦素和脂联素分泌异常：**肥胖患者中脂肪细胞分泌瘦素过多和（或）脂联素生成过少可能直接影响骨形成或通过上调促炎细胞因子而间接影响骨吸收。

（4）**影响钙吸收：**高脂饮食通常会引起肥胖，并干扰肠道吸收钙。游离脂肪酸可形成不可吸收的不溶性钙化灶，因此造成钙吸收减少，从而降低成骨可利用的钙量。

另外，肥胖会增加关节的负担，造成关节压迫，进而引发骨关节炎、关节磨损、关节的退行性改变。

9. 肥胖与多囊卵巢综合征

肥胖与多囊卵巢综合征存在一定的关系，临床上，多囊卵巢综合征的患者中，肥胖病人可达 30% ~ 60%。

（1）**胰岛素抵抗：**肥胖病人的胰岛素水平增高，过多的胰岛素可以影响下丘脑 - 垂体 - 卵巢轴的功能，进而导致雄激素分泌增多。同时，过多的胰岛素还可抑制性激素结合球蛋白的合成，导致游离的雄激素增多。

（2）**其他因素：**脂肪组织来源的激素和细胞因子，如游离脂肪酸、肿瘤坏死因子、瘦素、抵抗素、纤溶酶激活物抑制因子增多，也会影响多囊卵巢综合征的发生和发展。

10. 肥胖与心血管疾病

心血管疾病的发病率和死亡率均与肥胖有关。

肥胖会增加糖尿病、高血压、高脂血症、高尿酸等疾病的患病风险，这些疾病的发生与心血管疾病的发病率和死亡率直接相关。

11. 肥胖与不孕不育

肥胖是引起育龄女性生殖能力降低甚至不孕的重要因素，也是导致男性不育的原因之一。

（1）**肥胖与雌激素**：脂肪组织也是人体的内分泌组织，脂肪组织可以促进雌激素的分泌，过高的雌激素水平可使女性处于"避孕状态"，抑制排卵。

（2）**肥胖与女性月经**：肥胖引起的胰岛素抵抗以及雄性激素的增加可对生殖内分泌造成影响，进而导致月经紊乱，包括无排卵性异常子宫出血、月经稀发甚至闭经。

（3）**肥胖与卵子质量和排卵**：肥胖女性出现的高雄性激素、胰岛素抵抗以及其他内分泌的紊乱，可造成卵母细胞体积减少、质量下降；另外，肥胖引起的类固醇激素水平升高，可导致卵泡发育障碍。

（4）**肥胖与子宫内膜容受性**：子宫内膜容受性是指子宫内膜接纳胚胎的能力。肥胖引发的胰岛素抵抗可减少子宫内膜细胞的血糖供应，使子宫内膜蜕膜化形成障碍，降低子宫内膜的容受性，进而干扰胚胎的着床和发育。

（5）**肥胖与男性不育**：男性肥胖会导致男性体内激素水平的紊乱，使男性睾酮水平降低，雌激素水平升高，进而影响精子的生成和精子的质量；肥胖病人体温比正常人高，人体的正常体温是37℃左右，而精子的生成的最佳温度要比正常体温低2℃，因此肥胖可影响精子的生成和精子的质量。再有，肥胖男性因为激素的紊乱，还可以导致阴茎短小、阳痿、早泄等问题，进而影响生育能力。

12. 肥胖与癌症

肥胖与 10 余种癌症的发生存在关系，如女性的乳腺癌、子宫内膜癌、子宫颈癌、卵巢癌，男性的前列腺癌，以及胆囊癌、肝癌、结直肠癌、胰腺癌、食管癌、贲门癌等消化系统癌症。

肥胖病人血液中过多的胰岛素、脂联素、瘦素，这些激素受体的表达可以激活很多致癌信号的通路，从而诱发癌症。

女性肥胖病人血液中的雌激素水平更高，易诱发乳腺癌、子宫内膜癌。

肥胖病人血液中的炎症因子增加，有利于肿瘤的生长。

肥胖病人体质的脂肪分子和物质，可以为癌细胞提供合适的生存环境；癌细胞中的脂肪酸酶活性很高，这样脂肪组织可以为癌细胞提供充足的营养。同时，脂肪分子还可以作为信号分子诱导细胞癌变。

六、肥胖的分型与分类

1. 向心性肥胖与均匀性肥胖

从脂肪分布的角度分类：

（1）**向心性肥胖：** 又称中心性肥胖、腹型肥胖、内脏型肥胖，俗称"将军肚""苹果腰"，指的是体内的脂肪分布不均匀，主要堆积在腹部。

（2）**均匀性肥胖：** 又称周围型肥胖，指的是脂肪在体内的分布较均匀。

过量的游离脂肪酸不仅会导致血脂异常、脂肪肝等问题的出现，同时也会产生脂毒性。

（3）**脂毒性**：游离脂肪酸过多，超过了组织对游离脂肪酸的氧化和脂肪组织的储存能力，导致大量的游离脂肪酸向非脂肪组织内转移（异位沉积），继而造成组织细胞的慢性损伤，最终导致靶器官的功能障碍。

脂毒性与胰岛素抵抗、胰岛 β 细胞功能衰竭、糖尿病的发生密切相关。

脂毒性与高脂血症、脂肪肝、心血管疾病、多种癌症等疾病的发生密切相关。

因此，向心性肥胖对人体健康的危害相对均匀性肥胖要更大。

2. 原发性肥胖与继发性肥胖

通常情况下，从肥胖的发病因素分类可将肥胖分为原发性肥胖和继发性肥胖两种。

（1）**原发性肥胖**：又称单纯性肥胖，病因不明确，主要与遗传因素和环境因素（如饮食、运动、压力、营养、微生态等）有关。

（2）**继发性肥胖**：病因明确，多由内分泌疾病、药物、手术或其他代谢障碍性疾病引起。如：

下丘脑疾病。

垂体前叶功能减退。

胰岛素分泌过多，包括糖尿病前期、胰岛素瘤等。

甲状腺功能减退。

肾上腺皮质功能亢进，尤其是皮质醇增多症。

性腺功能减退，可见于女性绝经期及部分多囊卵巢综合征，男性无睾症或类无睾症等。

医源性：药物、手术导致的肥胖，因病因明确，也归为继发性肥胖。

第二章 肥胖的发病路线图

一、肥胖的本质

肥胖的本质是脂肪在脂肪细胞内合成储存的多，分解消耗的少。

而肥胖康复，就是要科学地降低脂肪细胞内脂肪的来源，增加其去路（脂肪动员分解消耗）。

脂肪细胞内脂肪的来源与去路。

脂肪细胞内脂肪的来源是什么呢？又该如何增加其去路呢？

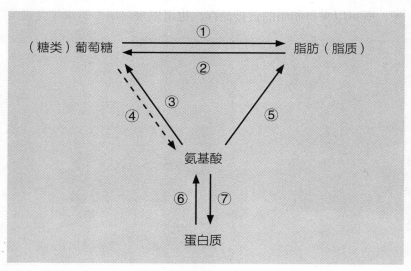

图1 葡萄糖、脂肪、蛋白质转化图

首先我们看看图1：

图1表示的是三大营养物质[糖(碳水化合物)、蛋白质、脂肪]在人体的转化关系，从中我们可以看出三大营养物质在人体中是可以互相转化（直接或间接）的。

从脂肪的角度来看，人体可以将糖（碳水化合物）和氨基酸转化成脂肪，而脂肪同样也可以转化成人体需要的糖（碳水化合物）和氨基酸，以供人体需要。

接下来，我们再看一幅图：

这张图表示的是三大营养物质作为能量物质在人体内的氧化功能的简单过程。也就是说糖、蛋白质、脂肪作为能量物质供应人体能量需要。

通过这两张图我们可以简单地了解脂肪细胞内的脂肪的来源，既可以来自脂肪的直接储存，也可以来自糖（碳水化合物）

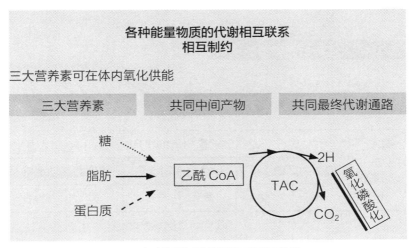

图2　各种能量物质的代谢相互联系相互制约

和氨基酸的转化合成。

也就是说，如果我们摄入了过多的三大能量物质就容易导致脂肪细胞内的脂肪增多。

而脂肪细胞内的脂肪的去路，既可以作为能量物质被氧化供能，也可以被动员分解，转化成其他人体需要的物质。

也就是说，如果人体对脂肪的需求降低（能量需求或转化成其他物质的需求）或者人体出现脂肪动员分解代谢的障碍，都会导致脂肪细胞内的脂肪消耗降低。

当人体内能量物质摄入过多、脂肪需求量降低、脂肪动员分解代谢障碍都会导致肥胖的发生。

接下来，我们将对引发肥胖的各种原因进行详细讲解。

二、能量物质摄入过多与肥胖

1. 正常人体每日需要多少能量

表7　正常人体每日需要多少能量

年龄（岁）生理阶段	能量（kcal/d）					
	轻体力活动水平		中体力活动水平		重体力活动水平	
	男	女	男	女	男	女
0-	–	–	90 kcal/（kg-d）	90 kcal/（kg-d）	–	–

续表

年龄（岁）生理阶段	能量（kcal/d）					
	轻体力活动水平		中体力活动水平		重体力活动水平	
	男	女	男	女	男	女
0.5-	-	-	80 kcal/(kg-d)	80 kcal/(kg-d)	-	-
1-	-	-	900	800	-	-
2-	-	-	1,100	1,000	-	-
3-	-	-	1,250	1,200	-	-
4-	-	-	1,300	1,250	-	-
5-	-	-	1,400	1,300	-	-
6-	1,400	1,250	1,600	1,450	1,800	1,650
7-	1,500	1,350	1,700	1,550	1,900	1,750
8-	1,650	1,450	1,850	1,700	2,100	1,900
9-	1,750	1,550	2,000	1,800	2,250	2,000
10-	1,800	1,650	2,050	1,900	2,300	2,150
11-	2,050	1,800	2,350	2,050	2,600	2,300
14-	2,500	2,000	2,850	2,300	3,200	2,550

年龄（岁）生理阶段	能量（kcal/d）					
	轻体力活动水平		中体力活动水平		重体力活动水平	
	男	女	男	女	男	女
18-	2,250	1,800	2,600	2,100	3,000	2,400
50-	2,100	1,750	2,450	2,050	2,800	2,350
65-	2,050	1,700	2,350	1,950	–	–
80-	1,900	1,500	2,200	1,750	–	–
孕妇（早）	–	+ 0	–	+ 0	–	+ 0
孕妇（中）	–	+ 300	–	+ 300	–	+ 300
孕妇（晚）	–	+ 450	–	+ 450	–	+ 450
乳母	–	+ 500	–	+ 500	–	+ 500

正常成年（18 ~ 50 岁）人轻体力活动能量消耗的均值：

女性每日能量消耗的均值在 1800 kcal 左右。

男性每日能量消耗的均值在 2250 kcal 左右。

注：正常是指在非疾病、非代谢障碍等情况下。

2. 人体能量消耗的途径

人体能量消耗有三个主要途径：

（1）**基础代谢**：指人体维持生命活动所需要的最低能量。

正常轻体力活动下基础代谢消耗的能量占人体每日总能量消耗的 60% ~ 70%，也就是说，正常情况下基础代谢是人体能量消耗的主要途径。

女性基础代谢消耗的能量在 1100 ~ 1400 kcal/d。

男性基础代谢消耗的能量在 1350 ~ 1575 kcal/d。

（2）**体力活动**：指任何由骨骼肌收缩引起的能量消耗的身体运动。包括职业活动、社会活动、家务活动、休闲活动。

正常轻体力活动下体力活动引起的能量消耗占人体每日总能量消耗的 20% ~ 30%，也就是说人体通过体力活动消耗的能量有限。

女性轻体力活动的能量消耗在 350 ~ 550 kcal/d。

男性轻体力活动的能量消耗在 450 ~ 675 kcal/d。

（3）**食物热效应**：指由于进食而引起能量消耗增加的现象。因为人体对食物的咀嚼、消化、分解、吸收及转化、代谢都需要能量的消耗。

正常情况下，食物热效应引起的能量消耗占人体每日总能量消耗的 5% ~ 10%，也就是说食物摄入不仅是能量摄入的过程，同时也会增加能量消耗，但其消耗的能量相对是较低的，也就在 100 ~ 200 kcal。

三大宏量营养素的食物热效应：

糖： 摄入 1000 kcal 的糖，食物热效应是 60 kcal 左右。

脂肪： 摄入 1000 kcal 的脂肪，食物热效应是 50 kcal 左右。

蛋白质： 摄入 1000 kcal 的蛋白质，食物热效应是 400k cal 左右。

由此可知蛋白质含量高的食物摄取越多，引起的食物热效应越高。

3. 人体能量的来源？

（1）**三大能量物质：** 人体每日从食物中摄取的主要能量物质。

糖：1 g 糖能提供 4 kcal 能量。

蛋白质：1 g 蛋白质能提供 4 kcal 能量。

脂肪：1 g 脂肪能提供 9 kcal 能量。

三大能量物质可以部分转化成脂肪储存在脂肪细胞内。

（2）**空白能量：** 只能为人体提供热量，不能被人体储存。如：酒精、阳光热量等。

例如：酒精（乙醇）进入人体只能被分解，不能被人体转化成其他物质被人体储存。因此，酒精是不能转化成脂肪的，也就是说酒精本身不会导致长肉。

但很多人为什么感觉喝酒会长胖呢？

原因：

①酒精虽然不能转化成脂肪，但是酒精可以提供热量，1 g酒精可以提供 7 kcal 的热量，其热量提供仅次于脂肪，可以说酒精提供的热量相对是较多的。

②正常情况下我们人体每日所需的能量主要由糖、脂肪和蛋白质来提供，然而当我们饮酒后，酒精会分解释放热量，这样就会降低人体对三大能量物质的消耗，进而促进三大能量物质转化成脂肪，储存起来，导致体内脂肪增多。

啤酒含有酒精，同时也含有大量糖分（麦芽糖），因此啤酒有"液体面包"之称。大量饮用啤酒确实是可以长肉的。

4. 食物与肥胖

吃得"多"：这里的"多"，并不是指吃的食物种类多，吃的食物分量大，而是指吃的食物能量多。

为什么这么说呢？

举例说明：假如一位女士一日内吃的食物很多或吃得很饱，但其摄入的总能量并未超过 1800 kcal，这种情况下一般是不会导致脂肪组织增加的。

那么，我们目前的饮食是否容易造成能量摄入过多呢？

我们一起来认识一下食物的能量，进而了解饮食与肥胖的关系。

前面我们已经讲过，饮食中的能量主要是由三大能量物质——糖（碳水化合物）、脂肪（甘油三酯）和蛋白质提供的；同时我们也了解了这三大能量物质分别提供的能量。

同等重量下，脂肪的能量是蛋白质和糖的 2.25 倍。

我们先看一下很多人爱吃的烧烤能量如何。

烤羊肉串（100 克）：约 117kcal

烤猪五花（100 克）：约 462kcal

烤牛五花（100 克）：约 336kcal

烤牛排（100 克）：约 131kcal

烤鸡胸肉（100 克）：约 125kcal

烤鸡翅（100 克）：约 193kcal

烤鱿鱼（100 克）：约 92kcal

烤鲜虾（100 克）：约 100kcal

烤鱼（100 克）：约 93kcal

烤扇贝（100 克）：约 80kcal

烤韭菜（100 克）：约 87kcal

烤土豆（100 克）：约 70kcal

烤茄子（100 克）：约 174kcal

烤金针菇（100 克）：约 81kcal

成人一般吃一次烧烤的能量摄入为 2000 ～ 3000 kcal，相当于一次性摄入了 1 ～ 2 日的能量（女性 1800 kcal/d，男性 2250 kcal/d）。由此可知，经常吃烧烤是非常容易造成能量过剩，引发肥胖的。

通过对烧烤类食物能量的认识，我们能够感受到烧烤类食物的能量是不低的，尤其是烤肉类。

因此，我们应该有意识地、自发地去降低烧烤食物的摄入次数和摄入量，包括在吃的时候就学会如何选择、如何搭配。这样我们就可能将能量把握在自己的手里，不至于因能量过剩而导致肥胖的发生。

当然，我们也要清楚，烧烤类食物除了能量偏高外，还含有很多有害物质，如亚硝胺、苯并芘等致癌物，食物在烧烤过程中其营养成分会遭到破坏或流失，进而影响食物的营养价值。所以，无论从哪个角度来看，我们都应该减少烧烤类食物的摄入。

接下来，我们再看看很多人爱吃的油炸类食物：

炸鸡腿（100 克）：约 261kcal

炸鸡排（100 克）：约 246kcal

炸鸡米花（100 克）：约 197kcal

炸鸡柳（100 克）：约 244kcal

炸鸡翅（100 克）：约 260kcal

炸鸡架（100 克）：约 140kcal

炸油条（100 克）：约 388kcal

炸薯条（100 克）：约 242kcal

炸花生米（100 克）：约 588kcal

炸黄花鱼（100 克）：约 164kcal

炸糕（100 克）：约 343kcal

炸麻团（100 克）：约 423kcal

炸春卷（100 克）：约 465kcal

炸丸子（100 克）：350kcal

对油炸食物能量的认识，我们直接感受到了油炸食物的能量很高，而且要比同等重量的烧烤食物的热量还高。可以说，在我们吃的所有食物种类里，油炸食物的能量是最高的。

导致其能量高的"罪魁祸首"是谁？就是油（脂肪）。

之前我们阐述过，同等重量下，脂肪的能量是蛋白质和糖的2.25 倍，所以油脂高的食物一定是高能量的食物。

因此，我们也一定要限制油炸食物的摄入量和摄入次数，避免能量过剩而引发肥胖。

同样值得我们注意的是，油炸食物也会含有很多的有害物质，如反式脂肪酸、丙烯酰胺（俗称"丙毒"，致癌物）、亚硝胺（致癌物）。高温油炸也会破坏食物中的营养物质，如蛋白质、脂溶性维生素等，进而降低食物的营养价值。

下面，我们再来看一下零食、休闲食品的能量：

方便面（100 克）：约 430-500kcal

火腿肠（100 克）：约 220-320kcal

膨化食品（100 克）：约 450-600kcal

辣条（100 克）：约 320-480kcal

饼干（100 克）：约 450-600kcal

巧克力（100 克）：约 500-600kcal

面包（100 克）：约 250-350kca

蛋黄派（100 克）：约 450-520kcal

通过对零食、休闲食品的能量认识，我们直接能感受到这类食物的能量仅次于油炸食物，原因是它们中大部分都含有很高的油脂和糖分。

因此，对于零食、休闲食品的摄入必须要有节制，否则就很容易导致能量过剩，引发肥胖。

提醒：这类食物中一般都含有一定量的食品添加剂，如防腐剂、着色剂等，长期摄入会对身体健康造成不良影响。尤其注意不要购买小作坊加工、"三无"、超过保质期的产品。

下面我们再继续了解一下各种饮料的能量：

碳酸饮料（100mL）：约 45 kcal，非无糖型

果汁饮料（100mL）：20 ~ 55 kcal，非无糖型

乳饮料（100mL）：约 54 kcal，非无糖型

运动饮料（100mL）：约 45 kcal，非无糖型

奶茶（100mL）：约 52 kcal，非无糖型

一瓶中等容量的饮料 500 ~ 600 mL，以此估算，一瓶饮料的能量为 120 ~ 330 kcal。

而饮料中的能量主要来源于糖分（蔗糖为主），乳饮料中可含有少量蛋白质。一般一瓶 600 mL 的碳酸饮料中含 67 克的糖。

显然，饮料的能量是不低的，如果每日饮用太多的饮料，甚

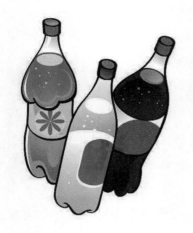

至当水喝，能量也必然过剩，比如一名女性每日喝 6 瓶 600 mL 的碳酸饮料就相当于摄入了一日需要的总能量（1800 kcal）。

因此对于含糖的饮料我们一定要少喝，尤其是血糖高的人。

这里，我们还要说一下"无糖"饮料。

无糖饮料是指不含蔗糖以及淀粉水解的糖分，如葡萄糖、麦芽糖等，一般采用糖醇、低聚糖和阿斯巴甜等不升高血糖浓度的甜味剂来作为替代品的饮料。

那么是不是无糖饮料就不用限制，可以当水来喝呢？

答案是：不可以！虽然无糖饮料中不含糖分，没有能量，但是我们并不能拿它替代水，因为我们喝水，不仅是补充水分，同时也是从水分中摄取一定量的人体所需的矿物质。而饮料制作所采用的水，一般为纯净水（几乎不含矿物质），所以饮料中一般矿物质成分是很少的。

因此，我们建议还是要少喝饮料，哪怕是无糖饮料，最好是饮用温开水或矿物质水，当然平时喝些淡茶水对身体是有益的。

我们也一起认识一下营养成分表，因为我们购买的预包装食品都会有营养成分表，而其中就有此食物的能量含量。

表 8 营养成分表

项目	每 100 克	营养素参考值
能量	2272 kcal	27%
蛋白质	8.0 g	13%
脂肪	31.6 g	53%
反式脂肪酸	0 g	—
糖	56.7 g	19%
钠	200 mg	10%

我们看到的这个营养成分表，第一行就是能量，其他是此食物含有的主要营养成分。我们主要来看能量，首先我们看到这里的能量是 2272 千焦（kJ），我们之前一直使用的是千卡（kcal），千焦是个国际通用的能量单位，而我们国家习惯用的是千卡。那么千焦和千卡如何换算呢？其实很简单，1 kcal=4.184 kJ。

知道了二者如何换算，我们就能算出来 2272 千焦等于多少千卡热量：2272÷4.184≈543 kcal。是不是说这个食品就是 543 kcal 呢？答案是：不是。

我们要注意的是，营养成分标签里的能量指的是每 100 克的该食物的能量，因此，要想知道此食物具体是多少能量，我们必须要看此包装的食物是多少克或多少毫升（1 mL≈1 g）。

假如这个食物是 120 g，那么这个食物的能量应该是 543×（120÷100）=651.6（kcal）。

最后，我们再一起看看我们一日三餐吃的食物能量：

以下我们是通过实物图片来认识各种食物的能量，图片中的所有食物均为 90 kcal，也就是说食物的能量是恒定的，我们是通过食物的重量、体积来进行判断和识别每一种食物的能量密集度。

根据"中国居民膳食宝塔"对食物进行分类：

谷薯及杂豆类：

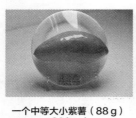
一个中等大小紫薯（88 g）
90 kcal

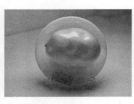
一个中等大小的土豆（116 g）
90 kcal

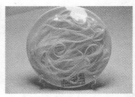
一小把面条（32 g）90 kacal

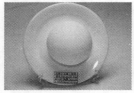
一个小馒头（40 g）90 kacal

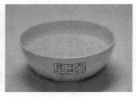
半碗米饭（77 g）90 kcal

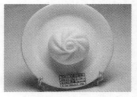
一个素馅小包子（55 g）
90 kcal

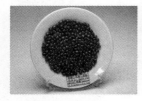
红豆（28 g）90 kcal

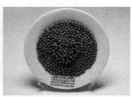
绿豆（28 g）90 kcal

蔬菜水果类：

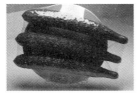
三根中等大小的黄瓜（562 g）
90 kcal

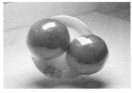
两个大番茄（450 g）
90 kcal

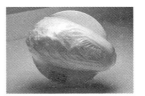
一棵白菜（500 g）
90 kcal

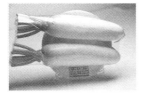
两根白萝卜（391 g）90 kcal

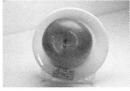
一个苹果（166 g）90 kcal

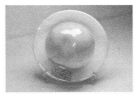
一个桃子（176 g）90 kcal

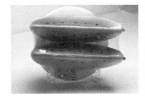
两块西瓜（346 g）90 kcal

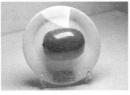
一个猕猴桃（147 g）90 kcal

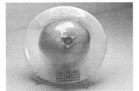
一个石榴（123 g）90 kcal

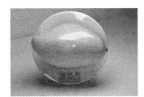
一个杧果（257 g）90 kcal

畜禽肉类：

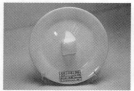

一块肥猪肉（11 g）90 kcal

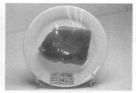

一块瘦猪肉（62 g）90 kcal

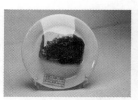

一块牛肉（72 g）90 kcal

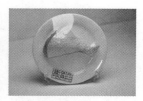

一个小鸡腿（72 g）90 kcal

水产品类：

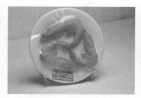

三只虾（96 g）90 kcal

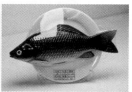

一条小鱼（73 g）90 kcal

蛋类：

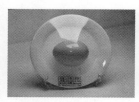

一个鸡蛋（67 g）90 kcal

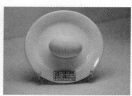

一个鸭蛋（50 g）90 kcal

奶类:

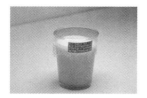

一杯牛奶（166 g）90 kcal

大豆及坚果类:

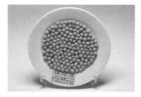

一小盘黄豆（23 g）90 kacal

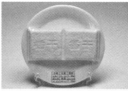

一块香干（63 g）90 kcal

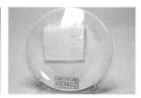

一小块豆腐（90 g）90 kcal

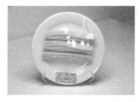

三节腐竹（19 g）90 kcal

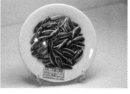

一把瓜子（14 g）90 kcal

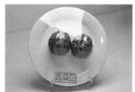

两个小核桃（14 g）90 kcal

油类:

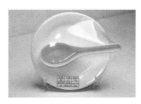

大半勺油（10 g）90 kcal

通过对食物模具图片的观察，我们按照食物的能量密集度高低进行排序：

第一名，油类。纯油脂的能量密集度是最高的。

第二名，坚果类（干重）。坚果一般水分少，且大部分坚果的油脂含量较高，很多是用来榨油的，也被称为油料作物（如葵花籽、核桃、花生等），所以能量密集度较高。

坚果的油脂含量：松子 70%，核桃 63%，巴旦木 54.7%，杏仁 50.6%，葵花籽 49.9%，西瓜子 44.8%，花生 45%。

第三名，谷薯类及豆类（干重）。这两类食物的水分少，且淀粉含量高，谷薯类淀粉含量约 70%，豆类 55% ~ 60%。因此豆类及谷薯类的主要能量来源为淀粉。

第四名，畜禽肉类（湿重）。尤其是猪肉，它的油脂含量在畜禽肉类中是最高的。猪肉 37%，鸭肉 19.7%，鸡肉 9.4%，牛肉 4.2%，羊肉 4.1%，兔肉 2.2%。

第五名，蛋类。蛋类中蛋白质平均含量 13%，脂肪 9%，脂肪主要在蛋黄中。

第六名，水产品类。水产品中一般蛋白质含量较高，脂肪和糖分较低。

第七名，奶类（液体）。奶中水分含量高，优质蛋白含量高，含有少量的脂肪和糖分。

第八名，蔬菜水果。蔬菜水果中含大量的水分，能量物质相对较低。

总结：我们比较全面地认识了食物的能量，在所有食物中我们吃的烧烤、油炸及零食、休闲食品的能量密集度是很高的，而在我们吃的一日三餐的食物中，水分含量越低，脂肪和糖分含量越高，其食物的能量密集度越高。而如果每日摄入的能量密集型食物过多，就非常容易造成能量过剩，引发肥胖。

食物是我们人体主要的能量来源，所有的肥胖都跟饮食的能量摄入有关，可以说全天下没有不吃饭就胖的人。我们一定要学会认识食物的能量，掌控食物的能量，因为我们每一个人活着每日都要吃饭，而要想掌控自己的脂肪就必须掌控食物的能量。

有人会觉得食物品种太多了，了解和掌握起来太难、太麻烦，其实这样的想法是不对的：

第一，我们不需要对每一种食物的能量都精准地掌握，只要能做到用眼睛一看，就能估计的差不多就可以。

第二，我们不需要刻意去记忆和背诵食物的能量，重要的是我们有能量的意识就行，对每次饮食和每日摄取的总能量有意识。

第三，我们要吃一辈子的饭，而花上一小段时间去认识食物的能量，这是让我们一生都受益的。

第四，很多健康问题的发生都是源于无知（没有正确的认知），而我们中国人目前普遍健康素养偏低，健康知识掌握偏少，只有我们有了正确的认知，掌握了正确的技能，才能把握自己的健康。

三、运动与肥胖

全世界有1/4成年人和3/4青少年（11～17岁）缺乏运动（数

据来源：2018 年世界卫生组织）。而我们国家成年人经常锻炼率（每周中，参加高强度体育锻炼 3 次及以上，且每次至少持续 10 分钟的比例）仅为 15%，为新加坡的 1/2、美国的 1/3。

缺乏运动是造成全球范围死亡的第四位危险因素，占全球的死亡归因的 6%，仅次于高血压（13%）、烟草使用（9%）和高血糖（5%）。总之，运动不足普遍存在，对人们的身体健康造成了很大的影响。

1. 运动与肥胖之间的关系

我们已经知道肥胖的本质是能量过剩（能量摄入 > 能量消耗），而运动是人体能量消耗的一个重要途径，正常情况下，人体每日的能量有 20% ~ 30% 是通过身体活动来消耗的。如果我们运动减少了，能量消耗也就降低了，这样就增加了能量过剩的风险，促进了肥胖的发生。

我们来了解一下运动与能量消耗的关系：

表9　60 分钟各项运动消耗热量表（kcal）

运动项目	消耗热量（kcal）	运动项目	消耗热量（kcal）
逛街	110	游泳	1036
骑车	184	泡澡	168
开车	82	熨衣服	120

运动项目	消耗热量（kcal）	运动项目	消耗热量（kcal）
打网球	352	洗碗	136
看电影	66	爬楼梯	480
遛狗	130	洗衣服	114
郊游	240	打太极	228
打拳	450	跳绳	448
跳舞	300	慢走	255
高尔夫	186	快走	555
慢跑	655	打桌球	300
快跑	700	骑马	276
滑雪	354	健美操	300
练武术	790	仰卧起坐	432

　　这个表格列出各项运动在持续 60 分钟的情况下会消耗多少能量，从中我们可以看出，日常的一些家务性活动对于能量的消耗是很有限的，如洗衣服、洗碗。而像游泳、慢跑、快走、爬楼梯、滑雪等运动，虽然能量消耗会相对多一些，但是现实情况是，目前我国能够经常性（每周 3 次以上）地进行这些运动的人不多。

　　因此，我们大部分人的整体活动量是不足的，能量消耗也较低的。

接下来，我们再来看一下运动与饮食能量的关系，以慢跑举例：

表10　运动能量消耗与不同食物摄取量的对等换算关系

运动能量消耗	不同食物摄取量
一个 60 kg 的人，慢跑 30 分钟约消耗 300 kcal 的能量，相当于	8.5 串的羊肉串（每串按 30 g 计）
	3 个烤鸡翅中
	半块炸鸡排
	1 根油条（按 75 g 计）
	1 瓶含糖的碳酸饮料（600 mL）
	两碗半的米饭（标准碗 2 两）
	两个半包子（一个包子按 100 g 计）
	2 把瓜子（一把按 25 g 计）

通过对运动与食物能量关系的了解，我们可以知道运动虽然可以消耗一定的能量，但是如果不注意控制饮食能量的摄入，那么运动产生的能量消耗就很容易被抵消。因此，只是单纯地增加运动，而不注意饮食的能量摄入，同样会引起能量过剩，引发肥胖。

2. 运动与脂肪消耗

这是很多人比较关注和感兴趣的内容，因为很多肥胖的人都想着通过运动减掉脂肪，那么运动到底可以消耗多少脂肪呢？

我们还是以一个体重 60 kg 的人慢跑半小时为例，这个人可以消耗多少脂肪呢？

通过之前的内容，我们知道他的能量消耗为 300 kcal 左右，我们也知道 1 g 脂肪供能是 9 kcal，那么是不是说这个人消耗的脂肪就是 300÷9 呢？答案是否定的。

因为人们在运动的时候，为人体供应能量的不仅仅是脂肪，还有糖，蛋白质虽然会参与供能，但不是主要的供能物质，因此一般情况下（除极限强度运动外）运动时都是由糖和脂肪来主要供能的。

我们来看一个表：

表 11　运动与脂肪消耗的关系

% 最大摄氧量	心率范围（次/分钟）	脂肪供能（kcal/分钟）		糖供能（kcal/分钟）	
		脂肪供能	比例	糖供能	比例
40% ~ 50%	111 ~ 137	3.9	68%	1.8	32%
50% ~ 60%	140 ~ 153	5.9	67%	2.9	33%
60% ~ 70%	145 ~ 163	5.5	60%	3.7	40%
70% ~ 80%	164 ~ 171	5.8	53%	5.1	47%
80% ~ 90%	172 ~ 177	5.1	41%	7.3	59%
90% ~ 100%	178 ~ 185	4.3	31%	9.6	69%

通过这个表格我们可以看出，速度慢、心率低的运动，脂肪的供能比例高；而速度快、心率高的运动，脂肪供能比例低。

一般慢跑的心率介于 145 ~ 163 次 / 分钟，此时的脂肪供能比例为 60%，糖供能比例为 40%，慢跑半小时消耗的脂肪为 $300 \times 60\% \div 9 = 20$（g）。

有人可能会说，运动之后，我们人体还会持续一段时间的高代谢状态，脂肪会继续消耗。这种说法理论上是对的。但是我们要知道，当我们停止运动之后，大概半小时到 1 小时我们的心率基本就恢复到正常状态，也就是说因运动产生的高代谢状态是短暂的，不会长时间地维持。即使这段时间会消耗脂肪，一般也不会超过 10 g。总之，慢跑半小时最多的脂肪消耗也不会超过 30 g。

通过这个例子，我们得出两点结论：一是运动产生的能量消耗不仅仅来自脂肪；二是运动对于脂肪的消耗是有限的。

那么是不是说，运动对于脂肪的消耗没有太大意义呢？不是的。

一方面即使每日通过运动只消耗 30 g 的脂肪，那么 10 日下来就是 300 g（6 两）；另一方面，运动不仅可以消耗脂肪，同时可以改善人体的内分泌，增加胰岛素敏感性，增加人体肌肉含量，提高人体基础代谢等等，这对人体都是有益的，对肥胖症的康复也是有利的。所以说养成运动的习惯对人体健康非常重要。

四、营养缺乏与肥胖

2020 年发布的《中国居民营养与慢性病状况报告》明确指出，

营养不良有三种形式，分别是营养不足、微量元素缺乏症和超重肥胖。也就是说超重和肥胖属于营养不良性疾病。95%的肥胖人都伴随着不同程度的营养不良。

这种观点可能让很多人难以理解，因为我们很多人认为肥胖是营养过剩导致的，不应该是营养缺乏。为什么很多人会有这样的想法呢？过去，我们国家因战争等因素导致贫穷、落后，物资相对匮乏，甚至很多人不得不忍饥挨饿。在这种大环境下，确实有许多人存在着营养不足、消瘦等问题，也就是说在当时很少能见到超重和肥胖的人。

而随着我们国家的快速发展，人们生活水平的提高，肥胖的人也越来越多，而原先的苦日子给人们留下个观念——肥胖的人一般家里都富裕、生活条件好，所以当今就产生了"肥胖是营养过剩，是富贵的象征"观点。

事实确实如此吗？答案是否定的。国家发布的《中国居民营养与慢性病状况报告》已经给了我们答案。

肥胖为什么会是营养不良性疾病呢？

肥胖是能量过剩导致的脂肪组织增多，可以说是体内的脂肪过剩，但是脂肪过剩并不代表全部营养过剩。

我们平时说的营养，也就是人体每日所需要的营养物质有糖、脂肪、蛋白质、维生素、矿物质、水和膳食纤维，共七大类。而脂肪只是七大营养物质之一。所以说脂肪过剩并不能代表所有营养都过剩，并且单一的营养（脂肪）过剩也属于营养不良的范畴。

肥胖人群中往往对高脂、高糖等能量密集型食物摄入过多，饮食不均衡，进而容易导致蛋白质、维生素 B_1、烟酸（又名维生素 B_3）、维生素 B_6、维生素 B_{12}、维生素 C 及锌、铁、镁、膳食纤维等营养物质的缺乏。而这些营养物质的缺乏会导致人体的代谢异常，脂肪分解受阻等问题。

接下来，我们再看看三大能量物质（糖，脂肪和蛋白质）在人体的代谢通路。

三大能量物质（糖、脂肪、蛋白质）的主要代谢通路及能量释放的主要过程就是三羧酸循环。

三羧酸循环是一个在线粒体基质内产生的，由一系列酶促反应构成的循环反应系统，也是糖类，脂类，氨基酸代谢联系的枢纽。

这个过程是个复杂的生化反应过程，而要保证这个过程能够顺利地进行，需要满足很多的条件，如氧、酶、辅助因子等物质的充足。如果这些物质缺乏或异常，都可以导致其代谢出现障碍，如糖代谢障碍、脂代谢障碍、氨基酸代谢障碍、能量代谢障碍等。

这里我们要重点阐述一下酶。记住：人体所有的生化反应都离不开酶，没有酶就没有生命。

酶是活细胞产生的催化剂，它的本质是蛋白质（绝大多数）或 RNA（少数）。按照酶的化学组成分为单纯酶和结合酶。单纯酶分子中只有氨基酸残基组成的肽链。结合酶分子中除了多肽链组成的蛋白质，还有非蛋白分子（辅助因子），如金属离子（铁、锌、镁等）、铁卟啉或含维生素 B 族（维生素 B_1、维生素 B_2、烟酸、维生素 B_6、维生素 B_{12} 等）的小分子有机物。

人体要想正常地新陈代谢是离不开酶的，而酶的活性是由蛋白质和辅助因子共同决定的。也就是说如果人体缺乏蛋白或维生素、矿物质，都可引起酶的活性降低，进而影响人体的新陈代谢，同时也可以引起肥胖的发生。

我们再阐述一下蛋白质与激素。人体的能量代谢也离不开激素的调节，如甲状腺素、胰岛素、胰高血糖素、生长激素、催乳素、促甲状腺素、促肾上腺皮质激素等。这些激素都属于蛋白类激素，一旦人体缺乏蛋白质，就会影响这些激素的合成与分泌，进而导致人体代谢障碍，同时可以导致肥胖的发生。

而在肥胖人群中普遍存在着蛋白质、维生素 B_1、烟酸、维生素 B_6、维生素 B_{12}、维生素 C 及锌、铁、镁、膳食纤维等营养物质的缺乏，这样我们也就能理解为什么营养缺乏会导致肥胖，肥胖又为什么是营养不良性疾病了。

五、内分泌与肥胖

内分泌系统是人体内重要的调节系统，主要由内分泌器官和内分泌组织组成，而其分泌的激素是人体内重要的调节物质。

激素的作用：

调节三大营养素（糖、脂肪、蛋白质）的代谢和水盐代谢。

促进成长、发育，影响衰老。

影响生殖器官的发育与成熟。

使机体更好地适应环境。

下面，我们主要阐述一下几种激素与能量代谢、与肥胖的关系。

1. 甲状腺激素

甲状腺激素是由人体甲状腺所分泌的激素。

甲状腺激素的作用：

（1）**产热效应：**甲状腺激素可提高大多数组织的耗氧量，增加产热效应。甲状腺功能亢进患者的基础代谢可提高35%左右；而甲状腺功能低下患者的基础代谢可降低20% ~ 30%。由此可知，当甲状腺激素降低的情况下，人体的基础代谢会明显降低，进而降低人体能量消耗，增加肥胖的风险。

（2）**对三大营养物质代谢的作用：**在正常情况下，甲状腺激素主要促进许多组织对糖、脂肪和蛋白质的氧化分解过程，从而增加机体的耗氧量和产热量。一旦甲状腺激素分泌降低，则会引起三大营养物质的消耗降低，热量的产生降低。

因此，甲状腺激素分泌减少会直接降低人体能量的消耗，进而增加肥胖的风险。

（3）**提高神经系统的兴奋性：**甲状腺激素有提高神经系统兴奋性的作用，特别是对交感神经系统的兴奋作用最强，甲状腺激素可以直接作用于心肌，使心肌收缩力增强，心率加快。而如果甲状腺激素分泌降低，则会降低神经系统的兴奋性，降低心率，进而降低人体能量的消耗，增加肥胖的风险。

总结：甲状腺激素的分泌降低，可以导致人体能量的产生和消耗减少，进而增加肥胖发生的风险。这也是为什么甲减的患者容易肥胖的原因。

2. 胰岛素

胰岛素是由胰腺中的胰岛 β 细胞所分泌的激素。

胰岛素的主要作用是调节糖、脂肪和蛋白质的代谢。

胰岛素能促进全身组织，尤其是加速肝细胞和肌细胞摄取葡萄糖，并且促进它们对葡萄糖的储存和利用。

肝细胞和肌细胞摄取大量的葡萄糖后，一方面将葡萄糖转化为糖原储存起来，或在肝脏细胞内将葡萄糖转化成 α-磷酸甘油和脂肪酸，形成甘油三酯（脂肪），转运到脂肪组织储存。此外，胰岛素还能抑制脂肪分解。另一方面，胰岛素促进葡萄糖氧化生成高能磷酸化合物（ATP）作为能量来源。

胰岛素还可以促进氨基酸进入细胞，然后直接作用于核糖体，促进蛋白质的合成，亦能抑制蛋白质的分解。

由此可知，当人体胰岛素水平过高时，过多的胰岛素会促进脂肪的合成，抑制脂肪的分解。这样就易导致人体的脂肪组织越来越多，进而引发肥胖。这也是为什么胰岛素抵抗（胰岛素分泌过多）或注射胰岛素及服用促进胰岛素分泌药物容易导致肥胖的原因。

3. 肾上腺糖皮质激素

肾上腺糖皮质激素主要是肾上腺皮质分泌的一种激素。

主要作用：

促进蛋白质的分解，使氨基酸在肝脏中转变为糖原。

对胰岛素产生抵抗，抑制外周组织对葡萄糖的利用，使血糖升高。

对四肢蛋白和脂肪分解增加，使腹部、面部、两肩及背部脂肪组织合成增加，因此糖皮质激素过高可以导致满月脸、水牛背等不均匀性肥胖的特征。

糖皮质激素可以增强食欲，使人进食增多，增加能量物质的摄入。

由此可知，过量的糖皮质激素可以导致人体能量物质摄入增加，脂肪的异常分布（腹部、脸部、两肩和背部脂肪增加，四肢脂肪减少），进而引发不均匀性肥胖。这也是为什么人体糖皮质激素分泌过高或使用糖皮质激素的药物容易引发肥胖的原因。

4. 雌激素

雌激素主要是由卵巢直接分泌的，包括雌酮、雌二醇及雌三醇。

雌激素的作用有很多，这里我们只讲雌激素与能量代谢和肥胖的关系：

雌激素作用于中枢神经系统，进而调节食欲和控制进食行为，当雌激素不足时，饥饿感会增加，从而增加食物的摄入。

雌激素可以抑制胰岛素和糖皮质激素的分泌，进而减少脂肪的合成，促进脂肪的分解。

雌激素可以影响甲状腺激素的分泌，雌激素分泌异常可以使甲状腺激素的分泌减少，进而降低人体的基础代谢。

雌激素可以降低脂蛋白脂肪酶的活性，提高激素敏感性脂肪酶的活性，同时增加肾上腺素在细胞水平的作用，从而加速脂肪分解。

由此可知，稳定且充足的雌激素对人体的能量代谢是至关重要的，当雌激素降低时更易引起能量代谢降低，引发肥胖。这也是更年期和卵巢早衰的女性更容易肥胖的原因。

总结：内分泌系统在人体的能量代谢和肥胖的发展中起着重要的作用，如甲状腺激素、雌激素水平低，或糖皮质激素、胰岛素水平高的情况，都可以导致能量代谢及脂肪代谢的异常，进而促进肥胖的发生。

六、压力与肥胖

有一种肥胖叫压力型肥胖，即在长期高压力的状态下引发的肥胖。这种肥胖是否真的存在呢？答案是肯定的。

接下来，我们认识压力与肥胖的关系。

这里所说的"压力"是指心理压力，即精神压力，通俗地说就是一个人感觉自己无法应对环境要求时产生的负面情绪和消极思想。

压力的来源：社会性来源、心理性来源、躯体性来源和文化性来源。

当今社会，我们每一个人都会有压力，但是这些压力一般是短期的。程度较轻的压力是不会给人体健康带来明显影响的，而长期的，尤其是程度较重的，如焦虑、抑郁等，则会给人体健康带来伤害。

那么，在压力的状态下人体会发生什么变化呢？压力又是如何影响人体的能量代谢和引发肥胖的呢？

压力可以引起人体的应激反应。什么是应激反应呢？

应激反应是各种应激源引起的人体非特异性反应，包括生理反应和心理反应。

生理反应：表现为交感神经兴奋，垂体和肾上腺皮质激素分泌增多，血糖升高，血压上升，心率加快和呼吸加速等。

心理反应：包括情绪反应与自我防御反应、应对反应等。

下面我们来看看，人体在应激状态下的神经内分泌反应：

这张图展现的是人体在应激的状态下，蓝斑 - 去甲肾上腺素能神经元 / 交感 - 肾上腺髓质系统和下丘脑 - 垂体 - 肾上腺皮质激素系统发生的反应（见图3）。

简单阐述：在压力（应激源）的作用下，人体的神经和内分泌系统会做出反应，导致交感神经兴奋性增强，儿茶酚胺（去甲肾上腺素、肾上腺素和多巴胺）、糖皮质激素、胰高血糖素、醛固酮、抗利尿激素、β- 内啡肽的分泌增加，胰岛素分泌量降低，进而引起人体心理和代谢的改变。

这些变化（心理和代谢）又是如何引起肥胖的呢？

糖皮质激素增加，初期可表现为均匀性肥胖，但长期持续可

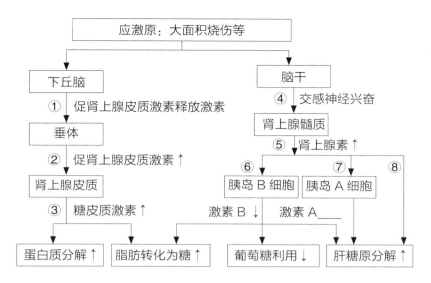

图3 人体在应激状态下的神经内分泌反应

导致蛋白质分解增加，四肢肌肉分解增加，出现向心性肥胖。

　　糖皮质激素大量分泌会限制非重要组织和器官的胰岛素受体，长此以往则会产生胰岛素抵抗，出现高胰岛素血症。而在胰岛素和糖皮质激素协同作用下，脂肪呈不均匀性分布，主要表现在面部、胸部、颈后部、锁骨上窝、臀部和腹部，故可出现向心性肥胖、满月脸、水牛背、肚子大。

　　糖皮质激素分泌的增加，可以抑制瘦素的分泌（抑制食欲的激素），进而出现无法抑制食欲，甚至暴饮暴食的情况；与此同时，饥饿素会加速分泌，人体会对精制糖有更多需求，所以压力大的人往往对甜食毫无抵抗力，一是甜食让大脑愉悦，二是身体需要高热量，瘦素和饥饿素的一降一升，造成暴饮暴食，尤其是喜食高糖高脂的食物。所以，当你短期内开始大肆吃喝时，可能背后隐藏着的是慢性焦虑，从而导致了肥胖。

醛固酮和抗利尿激素分泌的增加，可以降低钠和水的代谢，导致水钠潴留，引起血压增高(血容量增加)和"水胖"(假性肥胖)。

压力可以促进胃部分泌胃生长素，从而增加食欲，增加食物摄入；还可以降低脂肪分解酶的活性，导致脂肪分解受阻。

综上所述，我们可知压力确实可以导致肥胖。

七、痰湿与肥胖

《黄帝内经》把肥胖分成三类：一类骨骼肌肉壮实，皮肉紧凑，肌理致密，称为"肉人"；一类躯体和四肢肥瘦比例均匀，脂肪多，肉松软，富有弹性，称为"脂人"；还有一类腰背腹部明显肥胖，而臀部、四肢却相对瘦小，腰腹围大于臀围，"纵腹垂腴"，称为"膏人"。其中因肥胖而致身体畸变、失去协调感的人，就属于膏人。用现代医学的话来说，就是"向心性肥胖"。

《黄帝内经·素问》中的《奇病论》篇还提到"喜食甘美而多肥"。在此基础上，中医认为造成肥胖是痰湿膏脂在体内异常堆积形成的疾病。

元代朱彦修《丹溪心法》及清代喻昌《医门法律》提到肥人多痰湿。

中医认为，痰湿的产生与脾的关系最密切。脾主要负责运化水液，因此是"生痰之源"。

由此可知，痰湿与肥胖密切相关，而痰湿的产生与脾直接相关。

那么什么是痰湿？痰湿与肥胖的关系是什么呢？脾不好又是如何引起的痰湿呢？我们逐一来拆解。

1. 什么是痰湿

（1）痰湿的表现（中医学）。

形体特征：体形肥胖，腹部肥满松软。

心理特征：性格温和，处事稳重，为人恭谦，多善于忍耐。

发病倾向：易患糖尿病、中风、眩晕、咳喘、痛风、高血压、高脂血、冠心病。

对外界环境适应能力：对梅雨季节及潮湿环境适应能力较差。

常见表现：

① 面部经常有油腻感，面色淡黄而暗，眼皮微浮，容易困倦。

② 口黏腻或甜，痰多。

③ 舌体胖大，舌苔白腻。

④ 出汗多而黏腻，手足心潮湿多汗。

⑤ 常感到肢体酸困沉重、不轻松。

⑥ 大便不实或黏腻，小便不多或微浑。

（2）湿与痰（中医学）。

湿：中医学中的一种病理因素，六淫（风、寒、暑、湿、燥、火）之一。

外界的湿邪：如潮湿的环境。

内生的湿邪：脾胃虚弱、脾失健运。（湿变结、变腻为痰。）

痰：指水液代谢障碍的病理产物。

有形之痰：指视之可见、触之可及或闻之有声的痰饮。

无形之痰：指某些因痰饮引起的疾病或症状。如：头目眩晕、恶心呕吐、心悸气短、神昏癫狂等。

由此可知，脾虚生湿，湿生痰，因此想要祛痰先要除湿，想要祛湿，唯有健脾（脾是根本）。

（3）湿痰即炎症表现（西医学）。

痰湿是人体免疫性（固有免疫与特异性免疫）的炎症表现。

在这里，可能有些人会怀疑，痰湿就是炎症的表现吗？这对吗？我们不妨通过三个例子来做说明，帮助大家理解。

第一个例子（感染性的痰湿）：我们感冒（上呼吸道感染）时，会出现流鼻涕、打喷嚏和痰多的情况。鼻涕和痰就是因为病毒或细菌感染呼吸道黏膜而产生的炎症反应，导致呼吸道黏性分泌物分泌增多，这就是有形的痰与湿。而当细菌或病毒随着血液循环进入人体内以后，人体则会出现困乏、酸痛、头晕的症状表现，这就是无形的痰与湿。

第二个例子（非感染性的痰湿）：我们每个人几乎都经历过，当我们今天摄入了过多的高油脂、高蛋白的食物（比如吃过多烧烤、油脂的食物），第二天我们的大便会出现黏腻、粘马桶、排气臭的情况。这是因为我们摄入的过多的油脂和蛋白质没有被人体完全地消化分解吸收，进而进入到大肠，而大肠中的有害菌则会以此为食物，进行腐败，同时产生大量的毒素（比如吲哚、胺类、硫化氢等），而这些毒素就会刺激肠黏膜产生炎症反应，导致大肠分泌大量的肠黏液，进而就出现了大便黏腻，这也是有形的痰与湿。

而当这些肠道内有害菌腐败产生的毒素进入人体后，人体就会产生困倦、乏力、头晕、水肿等表现，这也就是无形的痰与湿。

第三个例子（环境性痰湿）：我们长期处于阴暗潮湿的环境中，身体会出现疲乏、困倦、头晕甚至水肿等症状。这也是炎症的表现吗？是的。因为当人体长期处于阴暗潮湿的环境中，一方面会导致人体产生躯体应激（环境刺激身体会产生的反应），人体产生多种激素及细胞因子来调节人体，以适应环境，比如人体会增加前列腺素（PGE）的分泌，进而导致人体血管收缩、血液循环减慢，以减少人体热量的散发。但血液循环的减慢，同时会导致人体内多余的水分（废水）及毒素（机体内的代谢产物）无法及时的排泄，进而造成人体出现水钠潴留和免疫性炎症反应。另一方面，阴暗潮湿的环境是适宜很多微生物成长增殖的环境，当人体长期处于这种环境很容易被微生物的感染，进而产生感染性炎症表现。

通过上述三个例子，相信大家对痰湿与人体炎症的关系有了进一步的认识，同时也能够更好地了解我们中医的理论。

在此基础上，我们再来了解一下急慢性炎症与痰湿的恢复情况：

① 急性的炎症一般发生较快，人体出现明显的红、肿、热、痛及机体功能障碍。比如病毒感染，一些免疫力低的人或者病毒

感染量较大的人，这种情况下就会出现发烧、头晕、乏力、浑身酸疼等症状表现。如果及时得到治疗和管理，恢复的相对较快，一般 1～2 周，最长不超过 1 个月。也就是说一般因急性炎症引发的痰湿症状一般不会持续超过 1 个月。但需注意的是，如果急性炎症没有得到及时有效的治疗和管理，迁延不愈，则会转变成慢性炎症而长期存在，其痰湿症状也会长期存在。比如因感染导致的咽喉炎，如果没有及时治疗和管理，就会转变成慢性咽喉炎，长期出现痰多的痰湿表现。

② 慢性的炎症一般只有轻度的炎症表现，不会出现强烈的免疫反应，比如明显的疼痛、发烧、水肿。但长期的炎症必然会对人体造成伤害，尤其是叠加了其他因素的刺激，如高压力、吸烟、饮酒等，则会导致炎症加重，身体损害加大，引发多种疾病的发生，如糖尿病、高血压、高尿酸，甚至恶性肿瘤。

因此，慢性炎症短期内带给人体的痛苦和损害相对较低，但是长期迁延则对人体的损害非常多，也是非常大的。对于慢性炎症所引发的痰湿，我们必须重视，这也是管理和康复的核心与重点。

2. 痰湿与肥胖的关系

肥胖患者的痰湿主要是慢性炎症所导致的，那么导致慢性炎症（痰湿）的主要原因又是什么呢？

中医老祖宗早就告诉我们脾是生痰之源，也就是说病根在脾胃，是脾胃失调、脾失健运导致的。

在此强调：中医里的脾与西医里脾是不同的。

中医的脾不是特指某一器官，而是主运化、主统血、主升的一个系统。西医中的脾，指的是脾脏。

脾脏是人体重要的免疫器官，位于左上腹部，占全身淋巴组织总量的 25%，含有大量的淋巴细胞和巨噬细胞，是机体细胞免疫和体液免疫的中心。

脾脏的主要功能：

① 储血：脾脏是人体的"血库"，可以储存约 40 mL 的血液。当人体休息、安静时，它贮存血液；当人体处于运动、失血、缺氧等应激状态时，它又将血液排送到血循环中，以增加血容量。

② 滤血：脾脏犹如一台"过滤器"，当血液中出现病菌、抗原、异物、原虫时，脾脏中的巨噬细胞、淋巴细胞就会将其"吃掉"。特别是红细胞和血小板，脾功能亢进时可能会引起红细胞及血小板的减少。

③ 造血：胚胎发育早期，脾有造血的功能。但人出生后脾的造血功能基本消失，仅在部分条件（比如人体出现严重造血障碍时）刺激下才能够恢复。

④ 免疫：脾内的大量巨噬细胞可以清除衰老的血细胞（比如红细胞）、抗原和异物。此外，侵入人体血内的抗原，可在脾内激发免疫反应。

我们再来了解一下中医里的脾。中医学认为脾有三大功能：主运化、主统血、主升。

① 主运化：指脾具有把饮食水谷转化为水谷精微和津液，并把水谷精微和津液吸收、转输到全身各脏腑的生理功能。主要体现在两个方面，运化食物、运化水液。

运化食物：指将人体吸收进的物质，或食用进的食物，化为水谷，分为精微、糟粕两部分，精微被运化到全身各个部位，化成气血滋养人体，糟粕则排出体外。

运化水液：指脾气的吸收、转输水精、调节水液代谢的功能。将吸收的水分进行输布，上输于肺，经过呼吸与排汗排出体外；下输到肾、膀胱，通过尿液排出体外。

② 主统血：指脾气有统摄、控制血液在脉中正常运行而不逸出脉外的功能。

③ 主升：脾气主升，是指脾气的运动特点，以上升为主，具体表现为升清和升举内脏两方面生理作用。

脾主升清，是指脾气的升动转输作用，将胃肠道吸收的水谷精微和水液上输于心、肺等脏，通过心、肺的作用化生气血，以营养濡润全身。

脾主升举内脏，是指脾气上升能起到维持内脏位置的相对稳定，防止其下垂。

从以上表述可知，中医学的脾既包括人体消化系统的消化吸收排泄的器官与功能，也包括人体利用营养物质新陈代谢及维持人体健康的部分功能。

这里我们主要阐述脾的运化食物的功能，即人体消化系统的功能。

人体的消化系统主要负责食物的消化和吸收，即将食物中的大分子营养物质和有益于人体的物质转化成小分子，供给相关组织及器官。同时，消化系统也会将未能消化的食物（食物残渣）转运至大肠，然后排出体外。

我们还要知道，日常所吃的食物或饮水含有大量的微生物（如各种细菌）以及有害物质，人体的消化系统在健康的状态下是能够抵抗、杀灭、排泄这些有毒有害物质的，保护我们的机体免受侵害。

但是当我们的消化系统受到损伤或者功能失调时，我们的机体消化吸收功能和抵抗有毒有害物质的能力就会下降，有害有毒物质就会对人体造成伤害。

那么消化系统出现哪些问题，会导致人体出现慢性炎症（痰湿）呢？两个核心问题：

（1）肠漏。

所谓"肠漏"，就是肠道黏膜细胞间的紧密连接被破坏，肠壁通透性增加，使大分子自由通过肠壁进入血液循环系统。

人体正常的肠道黏膜细胞连接是非常紧密的，以防止大分子的有毒有害物质进入体内，起到保护人体的物理屏障作用。

而一旦发生肠漏，则会导致大分子的微生物（细菌、病毒等）或食物中未被消化的蛋白质以及一些有毒有害的物质进入人体，引起人体免疫反应（固有免疫和特异性免疫），诱发炎症，甚至致病。

这里简单列举肠漏对人体的危害：

食物不耐受；

肠易激综合征；

小肠细菌过度增殖；

炎症性肠病；

类风湿性关节炎；

多发性硬化症；

过敏性哮喘；

过敏性皮炎；

银屑病；

系统性红斑狼疮；

痛经；

多囊卵巢综合征；

抑郁症、焦虑症；

慢性疲劳综合征；

桥本氏甲状腺炎；

偏头痛；

帕金森症；

阿尔兹海默病（老年痴呆症）；

乳糜泻；

慢性肾病；

痤疮；

肥胖症；

心血管疾病；

Ⅰ型糖尿病；

重症肌无力；

皮肤过敏皮疹；

各种慢性炎症；

肝功能障碍；

营养不良；

动脉粥样硬化。

肠漏可谓是"万病之源"，不仅可以引发肥胖，同时可以引起多种严重的疾病，对人体的危害非常大。

那么，导致肠漏的原因有哪些呢？

一是饮食因素：辛辣刺激性、生冷、高油脂、高蛋白的饮食。

二是情绪与压力：长期的情绪紧张、焦虑，压力过大。

三是生物因素：有害微生物的感染，肠道菌群失调。

四是化学毒素：农药残留、食品添加剂、污染的水、医用药物（苦寒药、抗生素、化疗）等。

总之，一切直接或间接损伤胃肠道，影响胃肠功能的因素都可能引发肠漏。

（2）肠道菌群紊乱。

肠道内（小肠和大肠）有很多的菌，尤其是结肠（也就是平常所说的大肠）中，存在着大量微生物。据推测，一名正常成人的肠道内的细菌总重量可达 1 ~ 1.5 kg，细菌数量则可以达到 100 万亿个。我们每日排出的粪便中，干重量的 50% 以上是由这些细菌及其"尸体"构成的。

这些数目庞大的细菌可以分为三个大类：益生菌、有害菌和中性菌。

益生菌（也叫有益菌）：如双歧杆菌、乳酸杆菌等。

益生菌寄生在人的肠道内，可产生多种对人体有益的物质，如维生素 B 族、维生素 K、短链脂肪酸等。而益生菌所产生的短链脂肪酸可以使肠道内呈弱酸性环境，这种弱酸性环境既可以抑制有害菌定植生长，也可以起到矿物质二次离子化的作用，进而促进对矿物质的二次吸收。益生菌还可以产生抑生素，抑制有害菌生长。而益生菌一旦减少，肠道的弱酸性环境就会被破坏，营养物质的产生和吸收就会降低，同时有害菌也会乘机大量生长和定植。

有害菌：如大肠埃希杆菌、阴沟肠杆菌、金黄色葡萄球菌、溶血性链球菌等。

有害菌可以产生多种对人体有害的物质，如吲哚、胺类、氨、苯酚、脂多糖、硫化氢等。这些物质可引发人体的免疫性炎症反应及多种疾病的发生。

综上所述，肠道菌群的平衡对人体的健康起到了至关重要的作用。

有研究指出，体魄强健的人肠道内有益菌的比例达到 70%，普通人则是 25%，便秘人群减少到 15%，而癌症病人肠道内的益生菌的比例只有 10%。

中性菌（条件性致病菌）：如大肠杆菌、念珠菌、伺机菌等。

中性菌是"两面派"，正常情况下不致病，但是当人体的肠道弱酸性环境改变，有害菌占优势的时候，它就会倒向有害菌，损害人体。

那么哪些因素会导致肠道菌群失衡呢？

① 饮食因素。无论是益生菌还是有害菌都要获取"食物"才能生存和增殖，而益生菌的食物"益生元"，如棉籽糖、水苏糖、乳果糖、低聚果糖等，主要来自植物性食物，也就是说益生菌是吃"素"的。

有害菌的食物则更偏向于动物性食物中的蛋白质、脂肪等，也就是说有害菌是吃"荤"的。

我们的饮食中摄取的动物性食物过多，植物性食物过少时，就会导致有害菌增多，益生菌减少，进而导致菌群失衡，危害人体健康。

② 杀菌物质。像酒精、抗生素、中药中的一些苦寒药等都会起到抑菌杀菌的作用，这些物质不仅会杀伤有害菌，同时也会对益生菌造成一定的杀伤，因此长期饮酒或乱用杀菌药物同样可以导致菌群紊乱。

③ 胃肠疾病。正常情况下，肠道菌群与人体肠道是和谐共存的，但是当我们胃肠出现疾病，如消化不良、腹泻、便秘、胃肠功能紊乱等，都会直接或间接引起肠道菌群的紊乱。

④ 微生物因素。出现胃肠细菌感染，也就是大量的致病菌进入肠道的时候，同样会导致肠道菌群的紊乱。

接下来，我们再具体阐述一下肠道菌群紊乱导致肥胖的机制。

① 肠道菌群紊乱产生的毒素进入人体循环系统，可以抑制甲状腺的功能，致使甲状腺素分泌降低，进而降低人体的能量代谢。

② 肠道菌群紊乱，可以降低肠道蠕动速率，减慢肠道运输速度，增加机体对能量物质的吸收。如：肠道内甲烷短杆菌的增多，使小肠蠕动减慢，食物在肠道中的停留时间增加，增加消化时长，导致糖、脂肪等物质的吸收增加。

③ 脂多糖：死亡的肠道细菌可产生脂多糖，其与 CD4 结合，启动促炎症因子释放；高脂饮食个体肠道菌群以革兰氏阴性菌为主，革兰氏阴性菌不断产生脂多糖，通过肠毛细血管网运送至全身，这种状态称为"代谢性内毒素血症"，会诱发肥胖等代谢性疾病的发生。另外，脂多糖可以使内源性大麻素系统活性增强（变态食欲），使肠道通透性增加及脂肪储存增多，并通过引发系统炎症加重肥胖进程。

④ 慢性低度炎症：菌群失衡致使肠通透性增加（肠漏），脂多糖过多释放入血液，与 CD14 形成免疫复合物并被 CT4 受体识别，通过一系列信号传递，刺激多种炎性因子如白细胞介素 1、白细胞介素 6、肿瘤坏死因子 α 等表达，引起机体慢性低度炎症，进而导致肥胖和胰岛素抵抗。肥胖程度越高，脂肪组织巨噬细胞（ATM）越多，巨噬细胞分泌的促炎因子能够促进前脂肪细胞增生，引起脂肪细胞增多，从而导致肥胖加重。

⑤ 肠道菌群 - 肠 - 脑轴：肠上皮细胞受作用于肠道菌群，分泌与代谢相关的激素作用于脑从而产生促食欲或降食欲的效应，如生长激素释放肽作用于下丘脑产生促食欲效应，在正常体重者

的血浆中生长激素释放肽水平较肥胖者降低，肥胖者的血浆生长激素释放肽水平升降则不规律。肠道菌群失衡导致乙酸产量增加，继而激活副交感神经系统，并伴随胃饥饿素分泌增加，从而导致过量饮食和肥胖。

⑥ 血管痉挛、代谢受阻：肠道菌群代谢产物包括氧化三甲胺（TMAO）、硫化氢等，通过直接或间接影响缩血管激素（肾素、血管紧张素Ⅱ、醛固酮）的调节作用，还有肠道蛋白腐败产物，如胺类、氨、吲哚、苯酚等，引起末梢血管痉挛或循环不畅而缺氧，导致脂代谢速度减慢，另外脂解激素（胰高血糖素、肾上腺素、去甲肾上腺素）不能弥散到小血管，影响了对脂肪的动员和分解，导致脂肪堆积。

上述两个问题就是导致慢性炎症（痰湿）的核心问题，也是引发肥胖的重要因素。

八、药物与肥胖

俗话说"是药三分毒"，也就是说药物不仅可以治疗疾病，同时也会给人体带来一些副作用。而肥胖是某些药物的副作用之一，也是引起继发性肥胖的原因之一。

哪些药物会导致肥胖？又是怎么导致的呢？

1. 降压药类

降压药有五大类，包括：利尿剂、β 受体阻滞剂、血管紧张素转换酶抑制剂、血管紧张素Ⅱ受体阻滞剂、钙通道阻滞剂。

其中的β受体阻滞剂，如酒石酸美托洛尔、阿替洛尔、普萘洛尔、氨氯地平等，可以抑制心肌收缩率和减慢心率，而当人体的心肌收缩率和心率降低以后，虽然血压会下降，但是同时也会导致人体的血液循环减慢，而血液循环的减慢则会引起人体能量代谢的降低，进而增加肥胖的风险。

2. 降糖药类

降糖药有四大类：胰岛素促泌剂、胰岛素增敏剂、糖吸收抑制剂和胰岛素。

其中的胰岛素促泌剂（促进胰岛素分泌），如诺和龙、吡格列酮、格列美脲以及外源性胰岛素，可以增加人体内的胰岛素水平，而过多的胰岛素可以促进人体脂肪的合成，抑制脂肪的分解，进而增加肥胖的风险。

3. 激素类

前面我们已经讲述了激素与肥胖的关系，可以说人体内的多种激素与肥胖的发生密切相关。

在临床治疗的过程中避免不了会有激素类药物的应用，如强的松、甲基强的松、糖皮质激素等，而这些激素类药物就会通过增加食欲、改变人体能量代谢、抑制脂肪分解、影响脂肪分布等因素，增加肥胖发生的风险。

目前，在临床上抗抑郁类药物的种类也是很多，如帕罗西汀、舍曲林、阿米替林、米氮平等。而其中某些药物，如舍曲林（选择性 5- 羟色胺再摄取抑制药），则会增加肥胖的风险。

九、遗传与肥胖

在日常生活中我们会发现，肥胖常具有家庭聚集性，就是一个家庭中很多人都胖。同时有相关数据显示，父母一方肥胖的，子女肥胖率为 40%；父母双方肥胖的，子女肥胖率为 60% ~ 80%。

这是不是说明，肥胖与基因遗传有关呢？答案是肯定的。

但需要注意的是，我们这里讲的遗传是基因的遗传，而很多家庭聚集性的肥胖其实不属于基因遗传，而是生活方式的遗传，即家庭成员的饮食结构、能量摄入等相似，进而都出现肥胖的情况。

现在有很多人认为自己的父母胖，自己也胖，那就是基因遗传导致的，其实这种认知是错误的。真正因基因遗传导致的肥胖是极少数的，只有 1% 左右。

相关研究表明，肥胖确实与人体基因的相关表达或缺陷有关，如 OB 基因、LEPR 基因、PC1 基因、POMC 基因、MC4 基因等。这些基因的表达可以影响人体对食欲和能量的调节，进而增加肥胖的发生风险。

那么是不是说，存在着"肥胖基因"就一定会出现肥胖呢？答案是否定的！

因为遗传基因只是导致肥胖的一个因素，而绝大部分的肥胖都是由遗传因素和环境因素（如饮食、运动、压力、营养等）共同决定的。也就是说，即使一个人存在肥胖基因，也不一定就会肥胖。

我们举个极端的例子：假设一个人身体内存在着肥胖基因的表达或相关基因的缺陷，那么如果这个人不吃饭，他会胖吗？肯定是不会的。在前文我们阐述了，很多家庭聚集性的肥胖，他们都存在趋同的生活方式，比如，饮食上都喜欢吃高油脂、高糖、高能量的食物。

这也就说明了离开了环境因素（如饮食、运动、营养等），只是单纯的基因因素是不可能引发肥胖的。

但是不得不强调，有肥胖基因表达或缺陷的人属于肥胖的高危人群，要引起足够的重视，比如，有瘦素基因缺陷的人，会出现饥饿感增强、食欲旺盛的问题，进而摄食量过大，能量摄入过多，引发肥胖。

第三章 肥胖的临床治疗路线图

目前，国内的很多医疗机构成立了肥胖专科门诊，这样的情况可以说是前所未有的；同时，肥胖门诊的建立也明确地告诉我们肥胖是病，必须引起重视。

医院是如何对肥胖进行治疗的呢？

在临床上，医生对任何疾病都需要先进行明确诊断，包括病因诊断、病理解剖诊断（病理形态诊断）、病理生理诊断（功能诊断），然后才能进行针对性的治疗。

对于肥胖症也是如此，也就是说首先要明确肥胖的病因、肥胖的程度、肥胖的类型、肥胖的生理指标、肥胖合并的其他疾病等，然后再根据患者的整体状况，制订个体化的治疗方案。

肥胖的治疗方法和措施都有哪些呢？

一、药物治疗

药物治疗是疾病治疗的最常见的方法，针对肥胖的临床治疗药物有：

1. 抑制食欲类

如贝尔维克、氯卡色林、苯丁胺。主要作用是通过抑制饥饿中枢的兴奋性，降低食欲，降低摄食量。

2. 增加饱腹感类

如莱尼蒂。主要通过药物中的纤维素与食物混合，形成凝胶块，增加饱腹感，同时抑制肠道对食物的消化和吸收。

3. 抑制脂肪吸收类

如奥利司他。主要是通过抑制体内脂肪酶的活性，降低脂肪的吸收。

总结：临床治疗肥胖的药物主要是通过抑制食欲、增加饱腹感和抑制脂肪吸收的原理来起到治疗作用。

这里可能有人会说，应该还有其他的药物吧，比如利拉鲁肽、二甲双胍、甲状腺素、左旋肉碱等，而且确实有人在应用这些药物进行减肥。

首先，我们要知道所有的药物都是由国家的药品监督管理局审批的，且明确规定了其作用和对应所治疗的疾病，而没有被批准用于肥胖临床治疗的药物，是不可以作为肥胖治疗使用的。

目前在我们国家，唯一被批准用于肥胖治疗的药物就是奥利司他，也就是说其他药物是不可以作为临床肥胖治疗使用的，医生也是不能作为肥胖治疗用药来开具的。

可能很多人会想，医生不能开，我们自己就不能用吗？甚至很多人不通过医生，自己私自购买和使用。

这种想法和做法是错误的，而且是有危险的。

接下来，我们了解一下这些药物。

甲状腺素：主要用来治疗因甲状腺功能减退或甲状腺切除等

因素导致甲状腺激素分泌降低的疾病，以此来维持人体的甲状腺素水平。

如果在没有甲状腺激素降低的情况下盲目使用甲状腺素，会出现什么问题呢？

我们在内分泌一节讲述过甲状腺素在维持人体能量代谢方面起到很重要的作用，高了可以引起代谢增加，反之就会降低。

因此，在人体甲状腺素分泌处于正常状态时，人为地摄取外源性甲状腺素（药物），可以使人体代谢增加，呈现甲亢的状态。虽然这可以达到增加代谢，起到减肥的作用，但是甲状腺素过高给人体带来的伤害也是非常大的，比如会引起心动过速、心绞痛、心律不齐、头痛、失眠、肌无力、震颤、出汗、腹泻、呕吐等。

请记住，甲状腺素虽然可以提高代谢，降低体重，但盲目应用对人体的危害同样很大，切勿滥用。

利拉鲁肽：是胰岛素样肽类似物，在临床上主要用于成人 2 型糖尿病的治疗。

降糖原理：

抑制胃肠道排空和胃肠蠕动。

减少肝糖原分解。

降低食欲，增加饱腹感。

延缓胰岛 β 细胞的凋亡。

抑制胰岛 α 细胞分泌胰高血糖素。

刺激胰岛 β 细胞分泌胰岛素。

通过对此药物原理的了解，我们知道利拉鲁肽主要通过减少内源性糖分的产生，降低外源性糖分的摄入和吸收，同时增加自身胰岛素的分泌来降低血糖的。

而在利拉鲁肽的作用中，如降低食欲、增加饱感、抑制胃肠排空和蠕动，确实可以起到一定的减肥作用。但是利拉鲁肽同样具有一定的副作用，如普遍存在的恶心、呕吐、便秘、腹痛、消化不良、头痛、呼吸道感染等。

由此可知，利拉鲁肽虽然可以起到降低体重的作用，但是如果不在医生的指导下应用，也是存在一定的风险的。而且我国目前没有批准利拉鲁肽作为临床治疗肥胖的用药，所以医生是不能开具的。

二甲双胍：为双胍类降糖药，临床主要用于单纯性饮食控制不满意的 2 型糖尿病。

药物原理：

增加周围组织对胰岛素的敏感性，增加胰岛素介导的葡萄糖利用。

增加非胰岛素依赖的组织对葡萄糖的利用，如肠道、皮肤等。

抑制肝糖原的分解。

降低肝脏糖异生。

抑制食欲，降低胃肠壁对葡萄糖的摄取。

抑制胆固醇的生物合成和贮存，降低甘油三酯、总胆固醇水平。

通过上述内容我们了解到，二甲双胍主要是通过降低外源性糖分（食物）的摄取和吸收，抑制内源性糖分（糖原水解和糖异生）的生成，增加胰岛素的敏感性，增强人体组织对葡萄糖的摄取和利用等作用来降低血糖的。

而在其作用中，抑制食欲、降低糖分的吸收，确实对减肥有一定的作用，但是对于非糖尿病的肥胖者进行应用，会带来贫血、乳酸中毒、腹泻、维生素 B 族吸收障碍等一系列的不良反应，而且减肥效果也难以确定。因此，非糖尿病的肥胖人群是不建议用二甲双胍来进行减肥的。

左旋肉碱：又称肉毒碱、维生素 BT，是人体细胞内天然存在的一种化合物。人体自身可以自行合成左旋肉碱，食物也可提供一部分（主要存在于红肉中）。

左旋肉碱具有作为运输工具将长链脂肪酸运输到线粒体内进行氧化供能的功能。

看到这个供能介绍，很多人会认为左旋肉碱可以促进脂肪燃烧，可以应用于减肥。其实这种认知是错误的。

左旋肉碱只是一个运输工具，好比是运输脂肪的车，而车本身并不能决定消耗多少脂肪；又好比盖房子需要砖，砖需要车来运，但是盖房子到底需要多少砖，不是由车来决定的。

而且左旋肉碱是人体细胞可以自行合成的，一般在正常饮食的情况下是不易引起缺乏的，当然纯素食主义者除外，因为左旋肉碱主要存在于红肉之中。一般情况下，只有运动量大的人，如运动员或运动健身人士，才会出现左旋肉碱相对不足的状况。

因此，单纯地服用左旋肉碱不会增加脂肪的消耗，更不会起到减肥的效果。

综上所述，对于未经批准可以作为临床肥胖治疗的药物，是不可以私自购买和滥用的，否则很容易造成对身体的伤害。

那么，对于被批准的减肥药物是不是就可以放心、长期使用了呢？答案是否定的。

用我国唯一批准的减肥药物（奥利司他）来做说明。

奥利司他的作用是：通过抑制人体肠道内脂肪酶的活性，进而降低脂肪的分解和吸收。

我们都知道在三大能量物质中脂肪的能量系数是最高的（ 1 g=9 kcal），而过量的脂肪摄取，容易引发能量过剩，导致肥胖。尤其是在我国，人均的油脂摄入量普遍超高。

而一般在随餐服用奥利司他的情况下，确实可以降低人体对脂肪的摄入，进而降低能量摄入，有利于减肥。

但是奥利司他同样存在着很多的副作用：

恶心、呃逆、腹胀、排气增多，大便次数增加、脂肪性大便等胃肠道反应。

容易出现脂溶性维生素（维生素 A、维生素 D、维生素 E、维生素 K）的缺乏，尤其是维生素 E。

出现上呼吸道、下呼吸道感染，头痛，月经失调，焦虑等症状。

易过敏者可出现瘙痒、皮疹、荨麻疹等过敏反应。

通过上述内容，我们知道奥利司他虽然是被批准的临床减肥药物，但是如果自己盲目服用，同样会给身体带来危害。因此，此药物一定要在专业医生的指导下服用，切勿私自滥用。

通过对临床肥胖药物治疗的整体了解，我们知道使用药物治疗肥胖症一定遵医嘱，切不可私自购药，乱用药。

二、手术治疗

肥胖手术属于有创伤性的肥胖治疗手段，一般是针对肥胖程度相对较重且合并疾病的患者。

肥胖手术的指征：

体质指数（BMI）在 27.5 ~ 32.5 之间，一级肥胖合并有糖尿病，如腹型肥胖或糖尿病用药控制效果不好的患者。

体质指数（BMI）在 32.5 ~ 37.5 之间，二级肥胖合并糖尿病患者。

体质指数（BMI）在 37.5 以上，合并有多种代谢综合征，如重度脂肪肝、重度呼吸睡眠综合征、糖尿病等。

接下来，我们来了解一下肥胖手术的具体内容。

1. 袖状胃切除手术

方法：顺着胃大弯的走行方向保留 2 ~ 6 cm 的幽门以及胃窦，沿胃长轴切除胃的大部（胃的 2/3），切除全部胃底，使残留的胃呈香蕉状，容积在 60 ~ 80 mL。

原理：减少胃容量，降低刺激产生饥饿感的激素（如胃分泌的生长素）。

优点：不改变胃肠道的生理状态，不干扰食物的正常消化、吸收过程。

缺点：手术痛苦度高，切除的胃部不能恢复。

2. 胃旁路手术

方法：一方面通过在胃的上部建一个小胃囊，限制食物摄入量；另一方面通过远端空肠和小胃囊吻合，使食物绕过胃大部、十二指肠和第一段空肠，从而极大地控制食物的摄入和吸收。

原理：改变胃肠道结构、关闭大部分胃功能，减少胃的空间和小肠的长度。

优点：减重效果明显，治疗效果可长期保持。

缺点：手术难度大，痛苦度高，术后并发症多（出血、胃漏、维生素缺乏、矿物质缺乏、肠粘连及肠梗阻等）。

3. 胃束带手术

方法：将一条低压的柔软硅胶束带环绕胃体的上部，把胃分隔成两个部分，两部分之间有一个小开口准许食物通过。

原理：食物分步进入胃部，先进入到较小的胃上部，当这部分胃填满扩充后，会刺激胃的神经向大脑饱食中心传递信号，产生饱腹感。

优点：限制了进食量，食物通过消化道的过程没有改变，可以进行调节。

缺点：手术痛苦程度中等，会出现胃束带移位、穿孔、泄漏等问题。

4. 胃内水球

方法：将一个硅制水球利用胃镜置入胃中，再将生理盐水注入水球内。

原理：胃水球占据胃部空间，增加饱腹感，降低食欲，延缓食物排空，进而减少食物的摄入，控制能量的摄入。

优点：手术创伤小，痛苦度低。

缺点：水球对胃黏膜产生压迫，容易导致黏膜糜烂、溃疡，甚至腐蚀胃；水球破裂进入小肠，可引起肠梗阻，危及生命。而且胃内水球需每半年取出来一次，然后再重新置入。

5. 吸脂手术

方法：利用负压吸引和（或）超声波、高频电场、共振及激光等物理手段，通过皮肤小切口将吸脂管插入皮下脂肪层，将堆积的皮下脂肪抽吸到体外。

优点：可以快速去除皮下的多余脂肪，并且吸出后的脂肪基本不会再生。

缺点：只能抽取皮下脂肪，内部脂肪无法抽吸，可出现皮肤感染、坏死、血肿、瘀血、瘀斑、色素沉着、皮肤凹凸不平，严重可出现肺栓塞、腹腔脏器损伤。

总结：肥胖手术是治疗肥胖的一种有效手段，但不是常规治疗方法，一般是针对肥胖程度较重且合并疾病的患者，也就是说肥胖手术的目的不仅仅是为减肥，同时也是为了疾病的控制和治疗。并且肥胖手术会产生不同程度的创伤和术后并发症。因此，患者必须到正规的医疗机构，由专业或专科的医生进行明确诊断，然后针对确实有必要手术且符合手术指征的患者，进行规范的手术治疗。

三、饮食治疗

饮食治疗也是临床上肥胖治疗的常用和重要手段。

临床上一般采用低能量、不均衡的膳食疗法来对肥胖进行治疗。

低能量：指的是降低能量的摄入。

不均衡：指食物的搭配及营养不均衡。

这里我们先了解一下，什么是均衡膳食。

我们都知道中国居民平衡膳食宝塔，这个"宝塔"是由中国营养学会根据国人的营养及能量需求而制订的（见图4）。

三大营养物质的供能比为：糖占55%～65%，蛋白质占10%～15%，脂肪占20%～30%。

我们中国人在正常情况下，按照膳食宝塔来进行食物选择和搭配就能够满足每日所需要的营养和能量，进而维持人体的健康。

而肥胖饮食治疗采用的低能量、不均衡膳食疗法则不属正常性饮食，而是一种治疗手段，也就是说这种方法，个人不得盲目使用，必须在临床医生和（或）临床营养师的指导下才能应用，否则会对人体健康，甚至生命造成危害。

接下来，我们了解一下临床上采用的肥胖饮食治疗的方法：

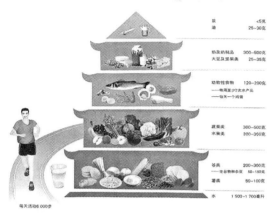

图 4　中国居民平衡膳食宝塔

1. 生酮减肥法

注：这个"宝塔"是针对一般人群的，特殊人群（孕妇、哺乳期女性、儿童等）有专属的平衡膳食宝塔。

高脂肪（70% ~ 80%）、高蛋白（10% ~ 20%）、低碳水（5% ~ 10%）的低碳饮食方法，总能量摄取约在 2000 kcal。

原理：用脂肪代替糖供能，用酮体代替糖分供能。

解析：正常情况下糖是人体最主要和最重要的能量来源，这也是我们为什么每日要摄入 55% ~ 65% 的糖的原因；而当我们饮食中糖被严格限制（5% ~ 10%，每日不超过 20 ~ 50 g）的时候，人体的糖分供给就会不充足。在这种情况下人体会发生什么呢？

肝糖原分解：肝脏内储存的糖（糖原）会进行水解，释放出葡萄糖，以维持血糖平稳和供应能量。

这也是为什么我们偶尔一次不吃饭会出现血糖降低，引发低血糖症（乏力、心慌等），但过了一会这些症状就消失了，俗称饿过劲了的原因——肝糖原水解释放葡萄糖，升高了血糖。

但是肝糖原的储存量是有限的，一般为 90 ～ 120 g，在饥饿的情况下，约 24 小时消耗殆尽。也就是说肝糖原并不能够持续地为人体供应糖分和能量。那么当人体长期低碳摄入的时候，人体又会发生什么呢？

糖异生：非糖物质（乳酸、丙酮酸、氨基酸及甘油）转变成糖。

也就是说人体在缺乏糖分的时候，可以把蛋白质（生糖氨基酸）、脂肪（甘油）等物质转化成糖分，来维持血糖的平稳。

糖异生的主要场所是肝脏，肾脏参与少量的糖异生。

由此可知，低碳会促进人体的糖异生，促进人体的脂肪及蛋白质的分解，转化成糖。

生酮饮食为什么要增加脂肪的摄入（70% ～ 80%）呢？

脂肪又称甘油三酯或三酰甘油，是由 1 个分子甘油和 3 个分子脂肪酸脱水缩合而成的。

上面我们已经提到，当低碳饮食的时候，人体会利用脂肪中的甘油来糖异生，所以摄入大量的脂肪也是在为人体提供糖异生的原材料（甘油）。

可是问题来了，脂肪中的甘油变成糖了，那脂肪酸去哪了呢？

脂肪酸被人体组织（除脑、神经组织及红细胞）摄取，氧化供能，尤其肝脏和肌肉最为活跃。

而肝脏由于缺乏将脂肪酸完全氧化（将脂肪酸变成 CO_2、水、ATP）的酶，因此肝脏对脂肪酸的氧化过程中就会产生酮体（乙酰乙酸、β-羟基丁酸、丙酮）。

而酮体可以作为小分子的能量物质来给人体供应能量（除红细胞，只能靠葡萄糖的无氧酵解供能）。

由此可知，在低碳的情况下，酮体可以作为能量物质为人体供能，而脂肪摄入的越多产生的酮体也就越多。

那为什么此饮食还要适量增加蛋白质的摄入呢？

上面我们也提到，低碳饮食的情况不仅增加脂肪的分解，同时也可消耗一定的人体蛋白，如分解人体的肌肉蛋白，因此必须要增加一些蛋白质的摄入，尤其是优质蛋白。

总结：此种饮食是将人体的供能模式进行切换，由糖主要供能切换到酮体主要供能，进而起到促进人体脂肪分解，减肥的作用。

优点：

减肥：生酮饮食确实可以使人体的脂肪处于高消耗的状态，减肥效果也是明确的。

缓解胰岛素抵抗：之前我们讲述过肥胖的人基本都存在胰岛素抵抗，而过高的胰岛素水平可以促进脂肪合成，抑制脂肪分解，并且胰岛素抵抗与糖尿病、高血压、高尿酸、多囊卵巢、癌症等多种疾病的发生有关。而低碳的摄入可以降低人体胰岛素的分泌量，缓解胰岛素抵抗，进而降低多种疾病的发生，促进多种疾病的康复。

改善大脑健康：生酮饮食一直被应用于难治性癫痫的治疗，并取得了较好的效果。除此之外，生酮饮食对阿尔茨海默病、偏头痛都有一定的治疗效果。

改善血脂：生酮饮食可以在一定程度上降低甘油三酯的水平，增加高密度脂蛋白胆固醇，这对于心血管疾病的发生、发展起到了预防作用。

缺点：

任何的治疗方法都会存在一定的副作用。生酮饮食作为临床的饮食治疗手段，虽然在肥胖及其他疾病的治疗方面有着一定的效果，同时也会产生一定的副作用。

但我们也不必担忧，一般在专业人员的指导下副作用是可以把控或降低的。而严重副作用的发生多为患者未在专业人士的指导下，自己盲目地使用生酮饮食疗法而导致的。可能发生的副作用有：

尿频、尿急：过低糖的摄入，会导致人体胰岛水平降低，而过低的胰岛素则会引起肾脏对于水分的代谢增加，进而出现尿频、尿急的情况。这也表明，生酮饮食早期体重下降较快与身体水分的流失有关。

便秘：生酮饮食严格要求糖的摄入，从而导致一些含高纤维的食物摄取过少，如谷物、豆类等，这样会导致膳食纤维过少，降低肠道蠕动功能，进而造成便秘。另外，生酮饮食会造成人体水分的流失，可引发大便干燥和便秘。

腹泻：生酮饮食中脂肪的摄入量较高，而过多的脂肪摄入会超过人体对脂肪的消化能力，未被消化的脂肪就会通过肠道进行排泄，结果是大便次数增加，大便不成形，出现腹泻。

头晕、乏力、抽搐、心慌：生酮饮食可导致人体血糖降低、水分减少、酮体升高，人体内矿物质（钙、钠、镁、钾等）流失，进而导致头晕、乏力、抽搐、心慌的出现。

口臭：过多的酮体通过呼吸系统排出，产生类似烂苹果的臭味。

尿酸升高、痛风：酮体过多会抑制肾脏对尿酸的排泄，进而可引发尿酸升高、痛风的发生。

肾结石：生酮饮食会造成水分的流失、尿酸的升高，进而增加肾结石的患病风险。

代谢性酸中毒：过高的酮体可以导致血液 pH 值降低，进而增加代谢酸中毒的风险，严重时可引发昏迷、休克及死亡。尤其是患有糖尿病的人，死亡风险会大增。

肌肉消耗症：在生酮饮食早期可出现肌肉蛋白分解（糖异生）的情况，导致肌肉消耗。

肾脏损伤：生酮饮食增加了蛋白质的摄取，促进肾脏糖异生、酮体产生增加，这些因素会增加肾脏损伤的风险。

生酮饮食是一种治疗手段，必须在临床医生和（或）临床营养师的指导下进行，切不可在非专业人士指导下使用或自行使用，尤其是患有糖尿病、痛风、心血管疾病、肝肾疾病、癌症等的人。再有就是特殊人群不建议使用，如孕妇、乳母、儿童、老年人等。

提醒：目前市场上有很多机构或个人在盲目地倡导生酮饮食，其更多的是以商业为目的，缺乏专业的指导，因此，大家切勿盲从。

2. 高蛋白减肥法

高蛋白（40% ~ 50%）、中脂肪（30% ~ 35%）、低糖（20% ~ 25%）的高蛋白饮食方法，同时仍需要降低总能量的摄入（如 1600 kcal）。

高蛋白减肥法也是临床常用的一种肥胖治疗手段，这种方法在短期内可以帮助患者快速降低体重，一个月可降低 5kg 体重。

原理：

高蛋白减肥法是在控制总能量摄入的前提下，调整饮食结构；饮食中降低了糖的摄入（20% ~ 25%），但不像生酮减肥法那样严格。

这样既保证了人体糖分的供应，也降低了人体因低糖而导致的肝糖原、蛋白质、脂肪的过度分解和酮体的大量产生。好处是降低了一些副作用的产生，如低血糖、肌肉消耗、代谢性酸中毒等。

同时降低糖分和能量的摄入，也促进了人体脂肪的分解。

高蛋白减肥的饮食中增加了蛋白质的摄入（40% ~ 50%），之前的内容我们讲述过，蛋白质的食物热效应是最高的，也就是说蛋白质相对于脂肪和糖是更不容易消化、分解、吸收和转化代谢的。因为蛋白质具有这一特点，当摄取的蛋白质较多时，人们就会更有饱腹感，且不容易有饥饿感，同时人体也会消耗更多的热量。

（3）高蛋白的摄入会增加血液氨基酸的水平，而氨基酸中的苯丙氨酸可以刺激下丘脑的饱食中枢，降低人体的饥饿感，从而降低食物和能量的摄入。

优点：

高蛋白减肥法可在短时间内降低体重，一个月可达 5 kg。

高蛋白的摄入可以有效地降低肌肉的分解，同时也避免了人体蛋白质的缺乏。

高蛋白的摄入会增加饱腹感，降低饥饿感，不会让人感觉饿肚子，容易坚持。

缺点：

（1）过高的蛋白质摄入会增加肝肾负担。

因为肝脏是氨基酸主要的转化代谢场所，肾脏是氨基酸代谢废物的主要排泄场所，而不能被人体利用的氨基酸，就会产生大量的代谢废物，如尿素、肌酐、肌酸、尿素等。所以过多的蛋白质摄入会增加肝肾负担，进而影响肝肾功能，出现肝肾损伤。

（2）过高的蛋白质摄入会增加胃肠消化负担。

因为蛋白质分子量较大，不易消化、分解，所以过多摄入会增加胃肠负担，进而出现消化不良、腹胀等问题。

（3）过高的蛋白质摄取可引发肠道菌群紊乱。

因为未被消化的蛋白质进入肠道，就会被肠道的细菌（如嗜硫酸盐菌，属于有害菌）摄取，这样就相当于不断地给有害菌提供食物，促进有害菌的增殖，进而导致肠道菌群紊乱。

（4）过高的蛋白质摄入可导致肠道内产生过多的肠源性毒素。

因为肠道内的有害菌在摄取未被消耗的蛋白质的时候，发生腐败作用，进而形成大量的毒素（如吲哚、酪胺、尸胺、腐胺、硫化氢等），同时有害菌还会产生大量的脂毒素（脂多糖）。而这些毒素不仅会直接损伤肠道，引发肠炎、腹泻、大便黏腻等问题，同时这些毒素也会经过肠道吸收，进入人体，进而对人体造成伤害。

通过对高蛋白减肥法的了解，我们知道虽然这种方法减肥效果显著，而且痛苦度低，但是如果长期蛋白质摄取过多，仍会对身体造成损伤。因此在临床上这种方法也是短期应用（不可长期持续性应用），而且必须在临床医生和（或）临床营养师的指导下进行。

目前，有很多机构或个人盲目地宣传和使用这种方法来作为长期减肥的方法，这是非常不可取的，尤其对于患有胃肠、肝肾等疾病的人。所以再次提醒，高蛋白减肥法属于临床治疗的方法，必须在临床医生和（或）临床营养师的指导下进行，切不可盲从，胡乱使用。

3. 断食或禁食疗法

断食或禁食也是临床肥胖治疗常用的饮食治疗方法。

断食与禁食的区别：

断食：指限制进食的时间和摄取的能量。

禁食：指除水分外，无任何食物的摄入。

我们先来了解一下四种常用的断食方法。

（1）5：2 断食法。

5：2 断食法，也称轻断食。这种方法是以一周（7 日）为周期，5 日正常饮食，2 日轻断食。常用的时间为周一到周五正常饮食，周六、周日轻断食。也可以根据具体情况调整轻断食的时间。

5 日的正常饮食是指：5 日的饮食不用刻意改变饮食模式，不用刻意降低能量的摄入，但是像一些高油、高能的食物也是要控制的。饮食能量摄入以女性 1800 kcal/d 为宜，男性 2200 kcal/d 为宜。

2 日的轻断食：指这 2 日的饮食能量女性不超过 500 kcal/d，男性不超过 600 kcal/d。

轻断食日的饮食原则：只摄取可以满足基本生理需要的食物，其中蛋白质约占 20%、脂肪约占 30% 和糖约占 50%，按 3：4：3 的比例分配到三餐之中。

优点：轻断食不需要长期的节食，容易坚持和长期执行。轻断食日一般可减重 0.5 ～ 1 kg。

缺点：由于轻断食日摄取的食物明显较少，能量明显降低，这种情况下可引起饥饿感增强、头晕、疲乏、无力等情况，长期还可出现营养不良、失眠、烦躁、焦虑等问题。

因此，轻断食并不是适合所有人，不宜人群有孕妇、儿童、贫血者、低血压者、低血糖者等。

轻断食是临床的治疗方式，并不适合所有人，需要在临床医生和（或）临床营养师的指导下进行。而目前市场上很多机构或个人在大力推广轻断食，其更多的是为了达到商业目的，因此只宣传轻断食的好处，而无法做到个体化、专业化的指导。所以我们切不可盲从，胡乱应用。

（2）果蔬汁断食法。

这种方法用果蔬汁代替正常饮食，以一个月为周期，一个月内选择不连续的 3～4 日只饮用果蔬汁，其他时间正常饮食。

前面我们已经阐述了，正常饮食并不是想怎么吃就怎么吃。要正确地选择和搭配食物，能量摄入以女性 1800 kcal/d、男性 2200 kcal/d 为宜。

断食日：每日饮用 2 次（中午、晚上）或 3 次（早晨、中午、晚上）的蔬果汁，每次 180～270 mL。蔬果的选择可以根据个人的喜好，尽量多样化，每日的能量摄入为 300～500 kcal。

优点：因为果蔬汁断食是不连续性的断食，所以痛苦程度低，容易执行，同时蔬菜、水果的摄入可以提供丰富的维生素及矿物质。

缺点：果蔬汁属于液体，在人体胃肠中的滞留时间很短，所以人体很容易产生饥饿感。并且断食当日能量摄入很低，营养不均衡，同样可引起头晕、乏力等情况。

因此，果蔬汁断食同样不适合孕妇、儿童、贫血者、低血压者、低血糖者等体质虚弱的人。

这里要提示的是，有些人采用蔬果汁断食法并不是间断性的，而是连续 3～4 日的断食，这种方法是不建议使用的。因为较长时间的能量摄入过低和营养不均衡，会带来更大的健康风险，尤其是体质虚弱的人。

（3）**隔日断食法**。

这种方法常是限制进食时间和进食量，以 2 日为周期，第一日正常饮食，第二日断食。

正常饮食这里不再赘述，主要阐述一下第二日的断食。第二日的断食一般的进食量为第一日的 1/4 ~ 1/2，能量在 500 ~ 600 kcal。

这种方法通过限制进食时间和进食量，来降低整体的能量摄入，相当于每 2 日降低 1200 ~ 1500 kcal 的能量摄入，平均每日降低 600 ~ 750 kcal 的能量摄入。

优点：这种方法确实可以起到减肥的作用，一个月甚至可以降低体重 5 ~ 7.5 kg。

缺点：这种方法打乱了正常的饮食模式，会让人有饥一日饱一日的感受，因此难以坚持。同样，断食当日（每个第二日）能量摄入较低，营养不均衡，所以无论是短期还是长期都可能给健康带来一定的危害。

因此，应用此方法需要进行密切的监测，以及时地发现身体的异常，而体质较弱及特殊人群则不能应用。

（4）**日内断食法**。

这种方法是限制一日的进食窗口，即把一日的进食时间固定在一定的时间范围内，其他时间则不摄取任何食物。

最常用的方法是 16/8 断食法，也就是所有的食物在 8 小时内吃完，剩下的 16 小时完全不进食。目前主要采用的是只吃早餐和午餐，晚餐不吃。

优点：晚餐吃得过多、过饱是我国人民普遍存在的问题，而人体在夜间的能量消耗是最低的，这也是导致人体能量过剩，脂肪组织增加的一个重要原因。而日内断食法中采取的晚餐禁食，可以有效地降低能量的摄入，减少脂肪的合成，进而起到减肥的作用。

缺点：晚餐的禁食，相当于我们从一日三餐变成了一日两餐，这样不仅打破了我们的饮食习惯，同时也会导致每日的营养摄入不足，长期可出现营养不良等问题。

因此，此种方法也是不建议长期应用的，而且也需要在专业人士的指导下进行。

接下来，我们再来了解一下禁食的方法。

禁食：指每日除饮水外，无其他任何食物的摄入。分为间断性禁食和连续性禁食。

间断性禁食：每周禁食 1 ~ 2 日，或每月禁食 4 ~ 8 日，但不连续。

连续性禁食：连续性禁食 2 ~ 3 日。

我们都知道人体在不吃不喝的情况下仅能生存 5 日左右，而只吃饭、不喝水，存活时间在 1 ~ 2 周；而不吃饭、只喝水，一般可存活 1 个月，长的可存活 3 个月。

由此可知，禁食方法是一种比较极端的方法，风险性较高。尤其是连续性禁食，风险更大。

但目前市场上仍有很多机构或个人在倡导靠禁食的方法来减肥，比如：通过辟谷 7 ~ 10 日的方式来减肥，相当于 7 ~ 10 日只喝水，不吃饭。这样做的风险是非常高的，每年都有人因此而患病，甚至丧命。

由于禁食的风险较高，即使在临床上也并不常用，只是在一些特殊情况下才会使用，所以普通人在没有专业人士的指导下更不能随意应用。

总结：我们阐述了临床常用的肥胖治疗的饮食疗法，虽然每一种方法都可以起到降低体重的效果，但是同时也会带来一定的副作用。所以，无论是哪种方法都必须在专业人士的指导下进行，不能盲目跟从，也不能私自乱用。

4. 心理治疗

心理因素也是导致肥胖的一个重要因素。

第二章我们已经讲述过压力及心理障碍与肥胖发生的关系，压力、焦虑、抑郁等心理问题，可以影响人体的内分泌和神经系统，进而出现增加饮食摄入量、促进脂肪合成、抑制脂肪分解、改变脂肪分布（向心性肥胖）等情况，导致肥胖的发生。

而肥胖同样会影响人们的心态，尤其是对女性和儿童：女性更加注重自己的外在形象，而肥胖则会使女性产生自卑、抑郁等心理问题；儿童肥胖则容易被小伙伴嘲笑，被称为"小胖子""小胖墩"等，同时也容易被其他小朋友疏远，这样就容易导致儿童出现缺乏自信、有孤独感、焦虑、抑郁，甚至自闭等心理问题。

这些心理问题不仅会造成肥胖的恶性循环，也同样影响身心健康。

所以，无论是因心理问题引发的肥胖，还是肥胖之后出现的心理问题，都有必要进行心理疏导或心理治疗。

第四章 肥胖的康复路线图

一、什么是肥胖的康复?

临床治疗("三分治"):指让肥胖疾病本身及因肥胖合并的慢性病,如高血糖、高脂血、高尿酸等,得到明确诊断及有效的治疗。

康复管理("七分养"):指以慢病康复医学为基础,应用康复管理的手段,对肥胖及其合并的慢性病进行管理。

总结:肥胖康复,就是通过"三分治"(肥胖临床治疗)、"七分养"(肥胖康复管理)的整体方法,来让肥胖及其并发症的慢性病进行逆转或恢复正常。

可能有些人对于康复管理和临床治疗的区别不是很清楚,我们先简单阐述一下。

康复管理与临床治疗的区别:

服务目的不同:临床治疗是以疾病为中心,以研究疾病的病因、诊断、治疗和预后为重点,以提供治疗水平、缓解病人痛苦、促进疾病治愈或病情稳定为目的。康复管理是以人体为中心,以修复人体损伤、恢复人体功能为重点,以促进慢性病的逆转与康复。

服务模式不同:临床治疗的主要服务模式是病史采集、体格检查和辅助检查明确诊断后，采用药物、手术、介入、放射和物理治疗技术和手段实施治疗。康复管理的主要模式是全面的信息收集、精准的病情及病因的分析评估、制订个体化的康复方案、定期效果评价和连续性跟踪管理和指导。

这里可能有人会提出疑问，只是单纯进行肥胖治疗不行吗？为何还要进行康复管理？

上一章我们已经阐述了，肥胖治疗是通过各种临床治疗的手段来降低体重、达到减肥的目的，但是我们要清楚，肥胖临床治疗并没有完全解决肥胖的病因和病根的问题。

比如：一个人的肥胖是饮食结构失衡、营养缺乏、痰湿、压力大等因素导致的——这也是导致肥胖（大多数的肥胖）的主要因素，而在肥胖治疗的过程中这些因素并没有真正得到解决，那么当肥胖治疗结束后，这个人就很容易复胖（反弹）。这也是每一个肥胖患者不愿意看到和经历的，每一次的肥胖治疗也都面临着一定程度的副作用。

因此要想彻底改变肥胖的问题，绝对不是只通过肥胖治疗就能够做到的，必须要结合康复管理才能顺利实现。

再有关于肥胖合并的慢性病问题，是不是单纯地进行肥胖的治疗，这些合并的慢性病就得到彻底解决了呢？答案是否定的！

我们在第一章已经阐述过了，肥胖与慢性病不仅仅存在因果关系，而且也存在并列关系。

并列关系是指肥胖与其他慢性病是不同的独立性疾病，不存在直接的因果关系。比如有的人是糖尿病在先，肥胖在后，这种情况下可以很明确其糖尿病的发生与肥胖没有任何因果关系，也就是说肥胖康复了，糖尿病也难以康复。

这里可能有人会想，那要是他先患有的肥胖，然后出现的糖尿病，是不是说肥胖康复了，糖尿病也就康复了？答案是不一定。

虽然肥胖与糖尿病存在因果关系，但是这并不是说肥胖是糖尿病的唯一因素。引发糖尿病的原因有很多，肥胖只是其中之一。

这种情况下，脂肪减少了，也只是消除了导致糖尿病的一个因，当然当这个因消除了以后，糖尿病确实可以得到缓解，但是如果导致糖尿病的其他的因（如糖代谢所需要的营养物质缺乏）没有解除，糖尿病也很难康复。

注：糖尿病的真正康复是胰岛功能的康复和糖代谢的康复，关于引发糖尿病的因素及如何逆转康复，会在肥胖合并糖尿病的章节中详细阐述。

糖尿病能否康复还要看糖尿病所处的时期，如果他的糖尿病已经处于晚期，比如胰岛功能失代偿、胰岛素分泌量不足，这种情况下，通过康复管理，糖尿病也只是能够逆转，难以做到康复。一般只有处于糖尿病中早期或前期的情况下，才能康复。

再有，针对肥胖合并慢性病的，有些人可能会想，只去管理肥胖，不去管理其合并的慢性病就 OK，这种想法对不对呢？答案也是否定的。

我们同样用肥胖合并糖尿病的例子来做说明：

如果一个人肥胖且合并糖尿病，而且这个人正在通过胰岛素注射来控制血糖。我们已经知道了，无论任何形式的肥胖治疗，都会降低能量的摄入，改变饮食结构。

但是我们要清楚的是，对于注射胰岛素的糖尿病人，他的饮食结构和胰岛素的注射量一定是相对稳定和平衡的，不能轻易改变的，如果盲目打破这种平衡，就容易引发低血糖或高血糖，而在肥胖治疗中最容易出现的就是低血糖。要知道，低血糖对于糖尿病人而言可能是致命的（低血糖性昏迷、休克、死亡）。

由此可知，在肥胖治疗的过程也必须对其合并的慢性病进行管理，而干预的方式一方面是对合并的慢性病进行临床治疗，另一方面就是康复管理。

综上所述，我们可知想要肥胖得到康复，必须通过临床治疗（"三分治"）和康复管理（"七分养"）的方式才能达到。

二、各型肥胖的康复管理

为了肥胖的康复管理更具针对性、实用性，我们按照肥胖的发病路线图将肥胖分型，进行逐一讲解。

按照肥胖的发病原因，肥胖可以分为单纯饮食型肥胖、营养不良型肥胖、压力型肥胖、痰湿型肥胖、疾病及医源性肥胖等。

（注：一般情况下，肥胖的发生是多种因素共同导致的，即针对肥胖个体而言，一般是两种或两种以上的分型共同存在的。）

1. 单纯饮食型肥胖

单纯饮食型肥胖指的是单纯由饮食结构失衡，饮食能量物质摄入过多导致的肥胖。

康复管理内容：

（1）能量负平衡。

能量负平衡：能量物质的摄入 < 能量物质的消耗。

例如：一位 100 kg 的轻体力活动的男性肥胖患者想要肥胖康复，能量该如何摄入？

如：每日需要的能量为 2600 kcal

需要减肥，每日能量的摄入应低于 2600 kcal，如 1800 kcal。

是不是我们能量摄入的越低越好呢？答案是否定的！

前文阐述过，人体基础代谢每日所消耗的能量占总能量的 60% ~ 70%，女性每日基础代谢消耗的能量在 1100 ~ 1400 kcal，男性每日基础代谢消耗的能量在 1300 ~ 1650 kcal。基础代谢所消耗的能量是人体维持健康生命所需要的最低能量。当我们每日摄入的能量长期低于基础代谢所需要的能量的时候，一定会对身体健康带来危害。

因此，我们不能走极端，盲目地去降低能量摄入，一定要合理地控制能量摄入。

（2）合理控能。

合理控能指的是适当地降低能量摄入，在正常情况下不会给人体带来危害。

如何合理的控能？

按照能量控制的程度可以分为：

能量高控：能量摄入在 800 kcal/d 以下，极低能量摄入。

能量中控：能量摄入在 800 ~ 1200 kcal/d。

能量低控：能量摄入在 1200 ~ 1800 kcal/d。

我们应采用的方法是以能量低控为主，偶尔采用能量中控，尽量避免能量高控。

接下来，我们再进一步了解如果能量长期摄入过低（能量高控 800 kcal/d 以下）会对人体造成哪些危害。

① 可引发低血糖，症状表现为头晕、乏力、心慌、恶心等，甚至引发昏迷或休克。

② 可导致人体糖异生明显增高，进而引起肌肉组织、皮下结缔组织等非脂肪组织的大量消耗。

③ 可引发肝肾功能损伤。

④ 可引发蛋白质营养不良性，如贫血、低血压、免疫力下降、伤口不易愈合等。

⑤ 可引发微量元素缺乏，如维生素 B 族、钙、镁、钾、钠的缺乏。

⑥ 可引发人体代谢紊乱，如血糖高、尿酸高、酮酸高、血脂高等。

⑦ 可引发内分泌紊乱，如甲减、甲亢、肾上腺功能亢进或减退，甚至导致甲状腺癌、肾上腺瘤等重大疾病。

过低的能量摄入对人体的危害是很大的，一般只有在接受临床治疗并在专业临床医生的指导下才能进行，不建议在肥胖的康复管理中应用。

（3）均衡膳食。

临床饮食治疗采用的是低热量、不均衡的膳食，而康复管理采用的是低热量、均衡的膳食。

低能量、均衡膳食指的是在合理控能的前提下建立正确的、均衡的饮食结构，以满足人体在肥胖康复过程中的营养需求。

我们在第三章已经阐述过，成年人（非特殊人群）应该遵循中国居民平衡膳食宝塔来进行搭配饮食。

其饮食原则为：

① 五谷杂粮为主，粗细搭配（粗粮至少占 1/3）。

② 多吃新鲜的蔬菜、水果及菌藻类。

③ 少吃红肉（畜肉），多吃白肉（禽肉、水产品）。

④ 适量地摄入坚果、大豆及制品。

⑤ 每日 1 个鸡蛋、1 袋牛奶。

⑥ 少油、少盐。

⑦ 每日 6～8 杯水。

⑧ 戒烟限酒。

⑨ 降低烧烤、油炸、零食、熏制、腌制等食物的摄入。

那么，我们所需三大能量物质怎么摄入呢？

三大能量物质占比：蛋白质占 30%，脂肪占 20%，糖占 50%。

之前我们阐述了，在非减肥的情况下，我们每日所摄入的三大能量物质占比：糖 55%～65%、蛋白质 10%～15%、脂肪 20%～30%。

通过数据对比可知，在肥胖康复过程中我们增加了蛋白质的摄入，适当地降低了糖和脂肪的摄入。

为什么要这样分配呢？

因为在人体降低能量摄入的时候，不可避免地会导致一定量的蛋白质的消耗和流失，所以我们要适当地增加蛋白质的摄入。而糖和脂肪的适量降低则有利于人体内脂肪的分解与消耗，降低脂肪的合成。

我们还要注意的是，摄入糖时不光要降低碳水总量的摄入（50%），还要尽量选择中低升糖指数的食物。因为肥胖的人很多伴随着胰岛素抵抗、高胰岛素水平，而胰岛素水平高会促进糖分转化成脂肪，同时又抑制脂肪的分解，因此我们需要通过摄取中低升糖指数的食物来减少脂肪的合成。

食物升糖指数的内容，会在肥胖合并糖尿病的管理的内容中进行详细讲解。

再有，虽然肥胖康复需要降低脂肪的摄入，但是还是要保证人体每日的必需脂肪酸的摄入（亚油酸和 α - 亚麻酸），其主要存在植物性食物之中，如坚果、大豆等，同时我们也通过食用亚麻籽油、橄榄油来摄取必需脂肪酸。

这样的饮食结构就是我们的肥胖康复的低能量、均衡营养的膳食。

（4）正确的饮食模式。

在肥胖康复的饮食管理中，我们采用"3+3"的饮食模式，即 3 顿正餐、3 顿加餐。

为什么要这样做呢？

第一，这样可以将三餐的能量分配在六餐之中，避免了每顿饭摄入量过大，以保持三正餐的时候七八分饱，同时有利于胃容量的缩小。

第二，加餐可以防止低血糖的发生，降低饥饿感。

① 饮食能量分配。

饮食能量分配原则为：早餐及早加餐占 35%，午餐及加餐占 45%，晚餐及加餐占 25%。

在每日的能量分配中，午餐是最高的，晚餐是最低的。

为什么晚餐分配的能量最低呢？

因为在晚上我们大部分时间处于睡眠之中，这时候人体的能

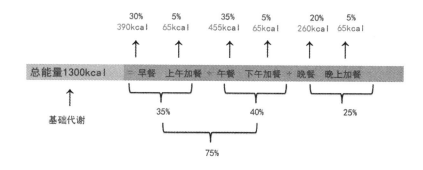

图 5　能量低控分配原则

量代谢是最低的，而晚餐摄入的能量过多，会促进脂肪的合成。

我国晚上进食过多的情况普遍存在，如白天凑合吃，晚上吃大餐，晚上应酬、吃夜宵等，这是导致人体脂肪逐渐增多的重要因素。

② 参考性食谱。

能量低控参考性食谱

表 12　能量低控参考性食谱

能量 1300kcal（包括食用油能量）	
早餐 7：00-9：00	全麦面包（一片）90 kcal(或是中等大小玉米一根、紫薯一个)，豆浆 250 m 175 kcal，清炒蔬菜（绿叶）200 g 32 kcal，水煮鸡蛋（一个）90 kcal，植物油 5 g 45 kca l
早加餐 10:00-10：30	柚子两片 90 kcal
中餐 12：00-13：00	杂粮米饭 (150 g) 180 kcal，清炒蔬菜（混合）200 g 50 kcal，两个巴掌大鱼肉 (150 g) 180 kcal，植物油 15 g 135 kcal
午加餐 15:00-16：00	圣女果（5 个）20 kcal+ 酸奶 (100 g) 90 kcal
晚餐 17：30-19：00（最迟 20：00 前）	玉米 110 kcal+ 蔬菜（绿叶）200 g 32 kca l，植物油 5 g 45 kca l
晚加餐 9：00-10：00	一袋脱脂牛奶 85kcal

这份食谱的饮食能量、饮食搭配、饮食原则、饮食模式及能量分配完全是符合上述肥胖康复饮食管理的要求的。

③ 饮食的顺序。

国人有一个认知习惯，认为吃饭就是以吃主食为主，如米饭、馒头、面条等，而吃菜（蔬菜、肉都被我们称为"菜"）的目的是为了更好地吃主食，所谓"下饭菜"就是这么来的。

就是这样的认知，导致我们主食吃得多，蔬菜吃得少，当然现在肉吃得也不少，因为肉香（油多）。

其实这样的饮食认知和饮食习惯是有问题的，因为主食（尤其是精细的主食）和肉吃得越多，能量就会越高，就越容易引发肥胖。

所以，我们需要调整一下饮食顺序，总体的原则是：先吃蔬菜，再吃肉类、豆制品、菌类，最后吃主食。当然我们不可能完全按照这个顺序。

我们可以这样操作，将整个用餐过程分为前、中、后三个时间阶段。

第一个阶段：在刚开始用餐时，我们以蔬菜为主，肉类、豆制品、菌类为辅。

第二个阶段：全部一起吃，但是主食要吃少。

第三个阶段：以主食为主，蔬菜为辅。

简单来说，就是刚开始多吃菜，不吃主食，然后等胃内有三四分饱了，再将主食和菜一起吃，当然整个就餐过程中肉和油的摄入量一定要限制，因为凡是高油脂的一定是高能量的。

这种饮食顺序可不可以长期应用呢？答案是肯定的。

这种饮食顺序其实就是健康的、科学的饮食顺序，就是我们应该这样做的。在此说明，康复管理是帮助我们建立正确的生活方式。

我们了解了上述肥胖康复饮食管理的内容，可能有人会认为，肥胖康复饮食管理太复杂了，感觉总是在计算着能量吃饭，而我们很难计算出每种食物、每顿饭的能量，因此这种饮食管理方式不好执行，不好落地。

　　有这种想法是很正常的，绝大部分人在刚刚接触的时候，都会有这样的感受，而最让其苦恼的就是计算食物的能量。

　　这里需要说明的是，我们吃的每一种食物并不需要我们去精准计算其能量，只要会估算就可以，简单地说就是用眼睛一看，就能估计食物的大概能量。

　　要做到这一点很难吗？其实一点都不难，我们只要花 5 ～ 7 天的时间就可以做到。

　　那么该怎么做呢？我们在第二章认识食物能量的内容中已经详细讲述了我们常吃的食物所含的能量，如烧烤、油炸、零食等。同时我们也学习了怎么通过营养标签来认识食物能量，而且我们也可以通过食物模具、食物库能量来了解食物的能量。

　　认识食物能量的方式和方法已经教给大家了，而大家只需要给自己 5 ～ 7 天的时间用心去观察和记忆每种食物大概的能量，做到用眼睛一看就能估算出食物的能量即可。

　　这是一件很有意思，也是很重要的事情，因为我们每个人都要吃一辈子的饭，而能够把饭吃对，把能量吃对，我们将受益一生。所有的肥胖都跟饮食有关系，一个人如果不能掌控饮食的搭配和能量，即使瘦下来以后，将来也一定会反弹。

　　如果我们要想掌控肥胖，要想肥胖不反弹，就必须掌控饮食的搭配和饮食的能量！

　　而这也证明了康复管理的重要性，肥胖的饮食治疗不能解决病因的问题，也不能解决肥胖不反弹的问题，但通过饮食的管理却可以。康复管理既可以帮助我们预防肥胖，也可以促进肥胖康复，同时也让我们学会了自我的管理。

　　康复管理不仅是帮助人们减肥，更重要的是帮助人们学会知识和技能，实现自我管理，这是仅靠临床治疗肥胖无法做到的。

2. 营养不良型肥胖

　　营养不良型肥胖指的是因营养物质缺乏导致脂肪分解代谢及能量代谢障碍进而致使肥胖的发生。

　　前面内容已经阐述过，肥胖属于营养不良性疾病，而 95% 肥胖的人均伴随着不同程度的营养不良。

　　肥胖人群中普遍缺乏的营养物质：蛋白质、钙、镁、铁、锌、铬、维生素 B 族及膳食纤维等。盲目减肥的女性群体中尤为普遍和严重。

　　在前面的内容中我们已阐述过三大能量物质在人体的代谢是离不开激素、酶和辅助因子的。其中蛋白质是人体内酶和蛋白类激素的主要成分，维生素 B 族及矿物质（镁、锌、铁等）则是人体内酶重要的辅助因子成分，因此，当这些营养物质缺乏的时候，人体的脂肪代谢、糖分代谢、氨基酸代谢及能量代谢就会出现异常，进而导致肥胖及多种疾病的发生。

　　因此，针对大部分肥胖患者，必须要进行营养物质的补充，尤其对于明显营养物质缺乏的人，不能急于控能，要先补营养然后再控制能量。

为什么要先补营养后控能量呢？

第一，营养物质缺乏会导致人体能量代谢降低、基础代谢下降，如：一个人原本每日的能量消耗是 1800kcal，但是营养物质缺乏可导致其能量消耗降低为 1300kcal。而这种情况下，想要做到能量负平衡，他的能量摄入就得低于 1300kcal，如 900 kcal。而这样的能量摄入就处于中高程度的能量控制了，长期这样，一定会对人体造成伤害。

第二，当我们降低能量摄入，处于能量负平衡时，人体会通过肝糖原水解、糖异生、脂肪酸氧化等方式来动员自身的能量物质进行供能。这一过程同样需要各种营养物质的参与，也就是说人体处于能量负平衡时所消耗的营养物质也会增加，当这个人本身营养物质就已缺乏时，这样就会导致营养物质的缺乏越来越严重，甚至导致疾病的发生。

所以，针对营养不良型肥胖一定要先进行营养物质的补充。那么该补充哪些营养物质呢？

首先我们需要对每一位肥胖患者进行营养分析与评价，以了解他目前的营养状况以及相关营养缺乏的表现和疾病。

如何进行了解呢？

调查问卷：了解患者整体的健康状况、膳食结构及营养缺乏表现来进行分析判断。

临床检查：患者本人到医院进行微量元素、维生素、血肌酐、血白蛋白、血尿素氮、血总蛋白等相关检查。

通过综合分析判断确定肥胖患者本人的营养缺乏状况及身体健康状况后，就要根据其具体情况制订相应的营养补充方案。如果患者本人出现了营养缺乏性的相关疾病，还要进行临床治疗。

当肥胖患者缺乏的营养物质得到补充，症状或营养缺乏性疾病得到解除或明显缓解以后再进行合理的控能及肥胖康复的饮食管理。

需要注意的是，在肥胖康复过程中，因为能量处于负平衡状态，人体所消耗的营养物质也会增加，因此无论什么类型的肥胖，在康复过程中都需要加强营养的监测，注意营养物质的补充，以免造成营养不良症。

需要加强监测和注意补充的营养物质有：

① 蛋白质：注意优质蛋白的摄入。

② 维生素：尤其是水溶性维生素（维生素 B 族和维生素 C）。

③ 矿物质：尤其是钙、镁、锌、铁、钾。

④ 水：每日保证摄入足量水分。

⑤ 膳食纤维：每日保证 20 ～ 30 g 膳食纤维的摄入。

总结：针对营养不良型的肥胖，要先在专业人士的指导下进行营养补充，然后再进行合理的能量控制和均衡的膳食，同时在康复的过程中注意监测和补充所需的营养物质。

3. 压力型肥胖

我们在第二章的内容中已经讲述过人体处于压力的状态下，

可以引起神经系统和内分泌的变化，导致食欲增加、脂肪合成增多、脂肪分解受到抑制、脂肪分布异常（容易向腹部堆积），进而引发压力型肥胖。

因此，针对压力型肥胖或肥胖患者长期压力过大，都需要进行压力的管理。

那么如何进行压力管理呢？

压力的产生是由外在因素（压力源）与内在因素（人格特征）相互作用而产生的。

因此，进行压力管理，首先要明确肥胖患者的压力来源（社会压力、工作压力、生活压力），并对患者的人格体征、心理状态进行分析与评估，然后根据肥胖患者的具体状况，制订个体化的压力管理方案。

（1）压力管理方式。

宣泄：宣泄是一种压力释放的方式，能起到快速减压的效果。如：在没人的地方高声呐喊、做剧烈性的运动、唱歌等。

倾诉：向亲朋好友倾诉自己心中的郁闷、紧张、情绪。无论被倾诉对象能否为自己排忧解难，倾诉本身就是一个很好的调节压力的方式。

咨询：向专业心理人士进行咨询。心理咨询师或心理医生能够更专业地分析出我们的压力来源、人格特征和目前的心理状态，进而有针对性地给予疏导、调节，必要时可进行心理治疗。

调整：针对压力的来源，调整自己的心理和行为目标。如：重新确定自己的工作发展目标和心理预期，避免自己长期处于高目标（建立正确的目标）的压力之中。

转移：可通过转移注意力的方法来缓解自己的紧张情绪。如：当压力大时，可投身到自己的兴趣爱好之中，进而缓解压力。

（2）压力管理的参考方法。

充分休息，每日保证 8 小时的睡眠时间。

禁烟限酒，酒精和尼古丁只能暂时掩盖压力，不能解除压力。

参加社交活动，多与知心朋友交流沟通。

敢于说"不"。对自己感到难以承受的工作和义务，要敢于拒绝，量力而为。

不要每件事都要求完美。尽心尽力做事就好，即使达不到预期目标，也不要自怨自艾。

不要太心急，心急解决不了任何问题，反而会适得其反。做好时间规划，按部就班地去做。

遇到困难，先设想一下最坏的结果，这样会对自己的应变能力更有信心。

享受自然，去郊外游玩。

参加健身活动，身心完全放松。

培养自己的兴趣爱好，投身其中。

回忆自己经历的美好时光和幸福时刻。

解不开的烦恼，应找朋友或心理咨询师倾诉。

（3）补充营养物质。

高压力的状态本身也是人体的高代谢状态，会增加人体的营养物质的消耗，如果营养物质不能及时得到补充，就会出现营养缺乏。而营养物质的缺乏，会使人体更容易进入压力状态，形成恶性循环。因此，压力型肥胖的人或长期处于高压力状态的人更要注意营养物质的补充。

① 矿物质钙、镁：充足的钙、镁可以起到稳定神经和肌肉兴奋性的作用，而当钙、镁缺乏，我们的神经和肌肉的稳定性就会变差，敏感性增高，一旦受到刺激，神经兴奋性就容易增加，肌肉出现痉挛。因此，缺乏钙、镁的人更容易产生心理应激（压力）。

② 维生素 B 族：维生素 B 族作为三大能量物质代谢酶的辅酶，维持着人体正常的能量代谢，同时也是维持大脑神经健康和能量供应的重要营养物质，因此 B 族维生素也是神经的"营养因子"。

③ 不饱和脂肪酸：不饱和脂肪酸也是神经细胞膜和神经鞘磷脂的重要组成成分，对于维持大脑神经的健康起到了重要的作用。

由此可知，压力型肥胖在康复过程中不仅要进行压力的管理，也要注意营养物质的补充，同时结合合理的能量控制及均衡的膳食。

4. 痰湿型肥胖

我们在第二章的内容中已经详细阐述过导致痰湿型肥胖的主要原因是脾胃功能失调、脾失健运，而其中的核心点是肠漏和肠道菌群紊乱，因此针对痰湿型肥胖的康复主要是健脾胃、祛痰湿、修复肠漏、调节肠道菌群。

那么具体该如何做呢？

首先是"三分治"，即如果有明显的脾胃疾病，如急慢性胃肠炎、胃肠溃疡、出血等疾病，需积极进行临床治疗。其次是"七分养"，以"生活方式的管理＋营养物质的补充"方式进行调整，具体为以下四点：

（1）饮食管理。

下面阐述的是一个总体原则，具体的饮食管理要根据患者的情况而定。

① 忌高油脂、高蛋白的食物摄入。

② 忌辛辣、刺激、寒凉、生硬食物的摄入。

③ 宜摄入易消化吸收的食物。

④ 适量增加蔬菜、水果及粗杂粮的摄入。

⑤ 保证充足的饮水，宜喝温开水。

（2）压力管理。

长期的高压力可以导致胃肠功能紊乱，甚至引发疾病，如胃肠应激性溃疡、出血，肠易激综合征等，因此要做好压力及情绪的管理。

（3）其他生活方式的管理。

例如：适量的运动、充足的睡眠等都利于脾胃的康复。

（4）营养物质的补充。

这里重点讲肠漏和肠道菌群失调。

●肠漏修复所需的营养物质。

① 维生素 A：促进肠黏膜细胞的正常分化和增殖。

② 维生素 B 族：维持肠黏膜细胞的完整性，促进肠黏膜细胞的修复。

③锌：维持维生素 A 的正常代谢、肠黏膜细胞的正常结构。

④谷氨酰胺：为肠黏膜提供能量物质，促进修复。

●平衡肠道菌群：益生菌＋益生元。

恢复肠道菌群最直接的方式就是补充益生菌和益生元，那么我们该如何选择益生菌，如何进行补充呢？

选择和服用益生菌的六个要素：

①菌株：益生菌的功效高度依赖菌株的特定性，益生菌的种类繁多，不同菌株的功效是不同的。

例如：乳双歧杆菌 Bb-12，改善慢性腹泻；鼠李糖乳杆菌 LGG，分解酪蛋白，提升对牛奶、花生的耐受；两歧双歧杆菌，有助于提高钙、磷、铁的利用率，促进铁和维生素 D 的吸收，调节免疫系统，有助于治疗慢性腹泻和治疗使用抗生素导致的伪膜性肠炎；发酵乳杆菌 CECT5716，调节免疫、抑菌、减少胃肠道和上呼吸道感染。

②菌量：菌量是衡量益生菌产品质量的重要指标，益生菌只有到达一定数量级才能发挥作用。

一般成人每日摄入量需达到 200 亿～ 500 亿个，具体遵从专业人士指导。

③菌活性：益生菌是有生命周期的活性物质，温度、湿度、pH 值等都会对其活性造成影响，因此对于益生菌的生产、存储和运输都有严格的要求。

④加工技术：益生菌要通过唾液、胃酸、胆汁等消化液才能到达肠道，如果菌种本身不能耐受酸性和碱性，那么大部分就会

被灭活，而无法定植在肠道，因此其加工技术就显得非常重要。常用的加工技术有：包埋、微囊、冻干等。

⑤配料：益生菌的配料在其效果上也起到了一定的作用。

一般益生菌产品都会添加益生菌的食物——益生元，如低聚半乳糖、低聚葡萄糖、低聚果糖、菊粉等，进而促进益生菌的增殖。其他配料可有：麦芽糊精、脱脂奶粉、葡萄糖、苹果酸、柠檬酸等。

⑥服用方法：正确的服用方法对于益生菌的效果非常重要。

具体要求：40 ℃以下的温水冲服，水温过高会造成益生菌被"烫死"；益生菌与抗生素的服用，一定要间隔2小时以上，同时要加量服用；随冲随服，粉剂型的益生菌不可以长时间暴露在空气中，否则容易被氧化。

综上所述，针对痰湿型的肥胖，首先要进行脾胃的调理、肠漏的修复和肠道菌群的失调，然后再进行合理的控能、均衡的膳食，同时注意营养物质的补充。

5. 疾病及医源性肥胖

疾病及医源性肥胖属于一大类，其中包括因疾病导致的肥胖，如甲减、卵巢早衰、肾上腺功能减退、下丘脑、垂体疾病，也包括因临床用药或手术导致的肥胖。

注：因年龄增大导致的生理功能减退，不属于这一类，比如女性进入绝经期而导致的雌激素等性激素的降低。

针对此类型的肥胖，必须要接受临床的治疗及临床专科医生的指导，如：甲减的患者需要接受外源性甲状腺素药物的治疗；

卵巢早衰的患者要接受外源性性激素的药物治疗；因服用激素类、降低心率、促进胰岛素分泌等药物导致的肥胖，需要在医生的指导下合理用药和调整用药；针对外科手术导致的肥胖，则需根据具体病情进行治疗和用药。

总之，这一类型的肥胖必须要遵医嘱，进行规范合理的治疗和用药，然后在专业人士的指导下进行个体化的肥胖康复管理。

6. 遗传相关性肥胖

我们在第二章的内容中已经讲述了遗传基因与肥胖的关系。

只有极少数人（1% 左右）的肥胖与遗传基因有关，而携带相关遗传基因的人也只是肥胖的高危人群，并不代表一定会出现肥胖，也不代表出现肥胖就不能康复。

那么有"肥胖基因"的肥胖患者该如何进行康复呢？

有肥胖基因的人确实会因基因表达的缺陷或异常导致食欲增大，脂肪、糖分、氨基酸能量物质的代谢降低，但是我们同样是可以通过系统性的康复管理来进行康复。

这里我们只做康复的原则性阐述，具体要因人而异。

针对食欲大、饥饿感强的情况：我们可以选择少食多餐（3顿正餐 +3 顿加餐），同时增加饱腹感强的和消化相对较慢的食物摄入，如：含膳食纤维相对较高的食物，或油脂含量低、优质蛋白丰富的食物（不是一次性摄入过多高蛋白的食物，而是要分餐食用，同时蛋白质总量不要过高）。这样既可以保证饮食能量的控制，同时还可以降低饥饿感。

针对能量物质代谢相对减低的，一方面要降低相应能量物质的摄入，另一方面可以通过补充充足的营养物质和增加运动量来提高其能量物质的消耗和代谢。

如果问题较为严重，可以就医，接受临床的治疗，具体遵医嘱。

如果合并其他肥胖的发病原因，需遵照相应类型的肥胖康复管理的内容。

三、运动与肥胖康复

我们在第二章的内容中已经讲述过，运动不足的问题普遍存在，而运动的缺乏也是导致肥胖发生的一个重要因素。

虽然单纯性地靠增加运动量是不能让肥胖康复的，但是科学的运动对肥胖的康复是有益的，也是必需的。

接下来，我们主要讲解一下肥胖患者该如何科学合理的运动。

1. 运动的分类

按日常活动分类：分为职业性身体活动、交通往来身体活动、家务性身体活动和业余休闲身体活动四类。

按照能量代谢分类：分为有氧运动和无氧运动。

有氧运动：以有氧代谢为主要功能途径的耐力运动。如：慢跑、快走、骑自行车等。

无氧运动：以无氧代谢为主要供能途径的运动形式，一般为肌肉的强力收缩活动。如：俯卧撑、抗阻力肌肉力量训练等。

其他分类：柔韧性活动、强壮肌肉活动、平衡性活动、健骨运动和高强度间歇性训练。

2. 运动的基本要素

身体活动包括频率、强度、时间和类型四个基本要素，另外还有身体活动量和进度。

3. 运动强度的衡量

（1）绝对强度的衡量。

高强度活动：≥6 梅脱（代谢当量）

中等强度活动：3 ~ 5.9 梅脱

低强度活动：1.6 ~ 2.9 梅脱

静态行为活动：1.0 ~ 1.5 梅脱

表 13　绝对强度的衡量

METs	活动
1 ~ 2	看电视、钢琴
3 ~ 4	中速走（4 km/h）骑车（12 ~ 16 km/h）乒乓球
5 ~ 6	慢跑（6 km/h）、游泳
7 ~ 8	网球、篮球比赛
9 ~ 10	橄榄球、跆拳道
7 ~ 8	网球、篮球比赛
9 ~ 10	橄榄球、跆拳道

梅脱（METs）为代谢当量，相当于安静休息时运动的能量

代谢水平，1METs 相当于每分钟每千克体重消耗 3.5mL 的氧或每千克体重每小时消耗 1.05 kcal（44kJ）能量的活动强度。

（2）相对强度的衡量。

①最大心率百分比法，中等强度的心率一般为最大心率的 60% ～ 75%，最大心率的计算公式：HRmax=207-0.7×年龄（岁）。

② Borg 量表法：常用 6 ～ 20 级的表。

表 14　相对强度的衡量

级	6	7	8	9	10	11	12	13	14	15	16	17	18	19	20
RPE	非常轻		很轻		有点累		稍累		累		很累		非常累		

按照主观疲劳程度分数，中等强度通常在 11 ～ 14 的区间内。体测量方法为：将主观的疲劳程度"6"作为最低水平（最大程度的轻松感，无任何负荷感），"20"作为最高水平（极度疲劳感），然后针对所进行的具体活动（如跑步）的疲劳感进行主观估计个体的疲劳级别，不同个体的感觉可能存在明显差异。如慢跑，对于职业运动员而言，可能感到非常轻松，为"7"或"8"；而对于一名很少锻炼的成年人，可能会感到比较累，为"14"。

4. 运动能力评估

健康体适能评估：主要包括心肺耐力素质、肌肉力量和耐力素质、柔韧性素质和身体成分。

运动训练前常规体格检查：包括病史、血压、脉搏、关节等一般检查，必要时做心电图、胸透和化验检查。主要目的是降低不适当运动造成的运动性疾病，甚至发生意外伤害的危险。

运动前的健康筛查与评估：肥胖属于疾病，且可能合并慢性病及其他的疾病，因此所有肥胖患者在开展运动训练前都应该进行健康筛查与评估，并确定开始运动前运动测试和医学监督的必要性。

主要评估的方法包括：

①身体活动准备问卷，运动前自我筛查问卷。

②心脑血管疾病危险因素评价和分级。

③基于危险分层的医学检查、运动测试和医学监督建议。

运动测试包括健康体适能测试和临床运动测试。

临床运动测试：主要是通过对血液流动学、心电图以及气体交换和通气反应的评价。

医学监督：对于在运动时和运动后可能出现的不适症状，有针对性地提出预防和应急处理措施。

④既往身体活动水平评价。

5. 制订运动方案

以下方案内容只针对单纯型肥胖且未合并其他疾病的人，如果伴随其他疾病，则需制订相应的运动方案（在肥胖合并慢性病的管理中会进行阐述）。

具体运动方案如下：

（1）有氧运动。

频率：每周 ≥5 日中等运动强度，或每周 ≥3 日较大强度运动，或每周 3 ~ 5 日中等强度与较大强度运动相结合。

强度：中低强度（40% ~ 60% HRmax）逐渐达到中、高强度（60% ~ 90% HRmax）。

时间：中等强度运动每日累计 30 ~ 60 分钟，或每日至少 20 ~ 30 分钟的较大强度运动，或中等和较大强度相结合的运动。

运动量：推荐每周 300 分钟中等强度的运动，或每周 150 分钟的高强度运动。

运动形式：建议进行有节律的、大肌肉群参与的、所需技巧低的、至少是中等强度的有氧运动。

进度：较合理计划是在计划开始的 4 ~ 6 周中，每 1 ~ 2 周将每次训练的时间延长 5 ~ 10 分钟。当规律锻炼 1 个月之后，在接下来的 4 ~ 8 个月里逐渐增加到上述推荐运动量。

（2）抗阻运动。

频率：每周对每个大肌肉群训练 2 ~ 3 日，并且同一肌群的练习时间应至少间隔 48 小时。如每周 2 日进行仰卧起坐，同时哑铃练习 2 日。

强度：中等强度每次至少练习 1 组，每组重复 10 ~ 15 次。

类型：推荐多关节练习。

推荐量：每个肌群练习 2 ~ 4 组，每组重复 8 ~ 12 次，组间休息 2 ~ 3 分钟。

（3）柔韧性训练。

频率：每周 2 ~ 3 日，每日练习效果更好。

强度：拉伸至感觉到拉紧或轻微的不适。

时间：大多数人静力拉伸保持 10 ～ 30 秒。每个柔韧性练习总时间为 60 秒。

方式：缓慢拉伸大肌肉群。如弹力橡皮带、拉力器。

模式：每个柔韧性练习都重复 2 ～ 4 次。

（4）减少日常久坐不动的行为。

连续久坐时间不宜超过 1 小时，尽可能减少每日累计久坐的时间。

6. 运动注意事项

运动前一定要进行综合评估，以制订个体化、科学、安全的运动管理方案。

运动一定要循序渐进，尤其是之前运动很少的人。

体重基数很大的人，一定要注意关节的保护，降低或禁止做增加关节负荷和损伤关节的运动。

一定要掌握一些紧急处理的措施，如摔伤、崴脚的处理方法。

运动可增加饥饿感，因此运动后的饮食一定要注意，避免吃高油脂、高升糖及高能量的食物，避免能量过剩。

运动的同时要保证营养充足，有必要补充一些糖、维生素及矿物质。

通过上述内容的了解，肥胖的康复需要结合科学的运动，但也必须有专业人士的指导，以达到预期效果，并防止意外和身体伤害的发生。

第五章 肥胖合并慢性病的管理

目前，已知肥胖与 200 多种疾病的发生相关，也就是说肥胖是导致 200 多种疾病的原因之一。而随着肥胖这个因的不良作用的降低或消除，很多与肥胖合并的慢性病确实得到一定程度的逆转与改善。

接下来，我们先看一组由美国临床内分泌医师协会和美国内分泌学会发布的一份研究结果：

表 15 肥胖相关性疾病的改善

体质指数	肥胖合并的慢性病	体重降低情况	慢性病改善情况
BMI ≥ 24 超重或肥胖	代谢综合征	10%	预防 2 型糖尿病发生
	糖尿病前期	10%	预防 2 型糖尿病发生
	2 型糖尿病	5% 至 ≥ 15%	降低糖化血红蛋白，减少降糖药物种类和 / 或剂量，缓解糖尿病，特别当糖尿病病程较短
	血脂异常	5% 至 > 15%	降低甘油三酯，升高高密度脂蛋白，降低低密度脂蛋白

体质指数	肥胖合并的慢性病		体重降低情况	慢性病改善情况
BMI ≥ 24 超重或肥胖	高血压		5% 至 > 15%	降低收缩及舒张压，减少降压药物种类和 / 或剂量
	非酒精性脂肪肝	脂肪变性	5% 或以上	减少肝细胞内的脂质
		脂肪性肝炎	10% ~ 40%	减少炎症及纤维化
	多囊卵巢综合征		5% ~ 15% 或以上	排卵，月经规律，减少多毛症，增加胰岛素的敏感性，降低血浆雄激素水平
	女性不育		10% 或以上	排卵，怀孕及活产
	男性性腺轴功能减退症		5% ~ 10% 或以上	增加血浆睾酮
	阻塞性睡眠呼吸暂停		7% ~ 11% 或以上	改善症状，降低呼吸暂停低通气指数
	哮喘 / 气道反应性疾病		7% ~ 8% 或以上	改善第一秒用力呼气容量，改善症状
	骨关节炎		≥ 10%	改善症状，提高功能

体质指数	肥胖合并 的慢性病	体重降低情况	慢性病改善情况
	压力性尿失禁	5%～10% 或以上	减少尿失禁发生 的频率
	胃食管返流疾病	10%或以上	减少症状发作频 率及严重程度

研究结果告诉我们：随着体重的下降、脂肪的减少，与其相关的疾病是可以得到逆转和改善的。也就是说随着病因的改变，病果（合并的慢性病）也会发生改变。

这样的结果，相信会让很多肥胖的人感到欣喜，进而增加肥胖康复的动力。

但是这里我们要再次说明：

第一，不能为了追求慢性病的改善，而盲目地"减肥"，否则不仅会导致疾病的加重，还会给身体带来严重的损伤。

第二，肥胖只是导致慢性病发生的众多因素中的一个因，虽然肥胖这个因施加的影响降低或解除了，对慢性病的改善有益，但是如果其他的因没有改变，其慢性病也是难以康复的。

第三，合并的慢性病如果已经到了病晚期，也是难以完全康复的。

由此可知，要想使肥胖合并的慢性病进行逆转或康复，在对肥胖本身进行康复管理的同时也必须对其合并的慢性病进行系统、全面的康复管理。

接下来，我们就具体阐述一下肥胖伴随各种常见慢性病的康复管理内容。

一、肥胖合并 2 型糖尿病的管理

1. 临床治疗

（1）2 型糖尿病的诊断标准。

表 16   2 型糖尿病的诊断标准

诊断	空腹	餐后 2 h	随机血糖	单位
正常值	3.9 ~ 6.1	3.9 ~ 7.8		mmol/L
空腹血糖受损	6.1 < x < 7.0			mmol/L
糖耐量递减		7.8 < x < 11.1		mmol/L
诊断值	≥ 7.0	≥ 11.1	≥ 11.1	mmol/L

非同日两次测量空腹血糖 ≥ 7.0 mmol/L 或（和）餐后 2 小时血糖 ≥ 11.1 mmol/L 或（和）随机血糖 ≥ 11.1 mmol/L 可诊断为糖尿病。同时最新的糖尿病临床治疗指南中把糖化血红蛋白 ≥ 6.5 mmol/L 也作为糖尿病的诊断标准。

（2）2 型糖尿病的治疗用药。

胰岛素促泌剂：通过刺激胰岛 β 细胞分泌胰岛素，增加体内的胰岛素水平来降低血糖。如：格列美脲、格列齐特。

胰岛素增敏剂：①双胍类：通过减少肝脏葡萄糖的输出和改善外周组织对胰岛素的敏感性、增加对葡萄糖的摄取和利用而降低血糖。如：二甲双胍、苯乙双胍等。②噻唑烷二酮类：通过增加靶细胞对胰岛素作用的敏感性而降低血糖。如：吡格列酮、罗格列酮。

糖吸收抑制剂：α-糖苷酶抑制剂通过抑制糖在小肠上部的吸收而降低餐后血糖。如：阿卡波糖。

外源性胰岛素：通过注射外源性胰岛素，来增加体内胰岛素水平而降低血糖。胰岛素分类：短效、中效、长效、预混。

具体用药遵医嘱，切不可私自滥用药物。

2. 康复管理

（1）饮食管理。

为了保证肥胖合并 2 型糖尿病患者的血糖平稳和达标，在遵循肥胖饮食管理的同时，还需要结合食物的升糖指数（GI）与食物的血糖负荷（GL）。

食物升糖指数：指食用含有 50 g 糖的食物（如食用含有 50 g 糖的馒头）与食用等量的葡萄糖（50 g），在 2 小时内对血糖反应水平的百分比，反应的是食物引起血糖升高的速度和幅度。

低升糖食物：GI ≤ 55%

中升糖食物：56% < GI < 70%

高升糖食物：GI ≥ 70%

食物血糖负荷（GL）：指食物每 100 g 可食部分含糖的量与该食物升糖指数的乘积。即：GL=GI × 糖的量（g）/100 g（可食部分）。反应的是同一种食物，吃不同的量对血糖的影响程度。

高负荷食物：GL≥20

中负荷食物：10 < GL < 20

低负荷食物：GL≤10

常见食物的热量、升糖指数和血糖负荷：

表 17　常见食物的热量、升糖指数和血糖负荷

谷类及其制品				
食物名称	热量(kcal)	糖（g）	GI	GL
糯米饭	350	78.3	87.0	68.1
黑米	341	72.2	80.0	57.8
米线	356	81.5	70.0	57.1
面条	286	61.9	81.6	50.5
油条	388	51.0	74.9	50.5
烧饼	298	62.7	79.0	49.5
烙饼	259	52.9	79.6	41.4
馒头	223	47.0	88.1	41.4
花卷	214	45.6	88.0	40.1
荞麦	337	43.0	54.0	39.4
粉条	339	84.2	31.0	26.1

食物名称	热量(kcal)	糖（g）	GI	GL
粉丝	338	83.7	31.0	25.9
米饭	116	25.9	83.2	21.5
薏米	361	71.1	30.0	21.3
大米粥	47	9.9	70.0	6.9
小米粥	46	8.4	61.5	5.2

水果类				
食物名称	热量(kcal)	糖（g）	GI	GL
干枣	276	67.8	103.0	69.8
狝猴桃	61	14.5	53.0	7.7
菠萝	44	10.8	66.0	7.1
蓝莓	57	14.5	34.0	5.4
杏	38	9.1	57.0	5.2
苹果	54	13.5	36.0	4.9
橙子	48	11.1	43.0	4.8
梨	50	13.3	36.0	4.8
杧果	35	8.3	55.0	4.6
葡萄	44	10.3	43.0	4.4
哈密瓜	34	7.9	56.0	4.4
番石榴	53	14.2	31.0	4.4

食物名称	热量（kcal）	糖（g）	GI	GL
沙糖桔	45	10.3	43.0	4.4
西瓜	26	5.8	72.0	4.2
柠檬	48	11.1	34.0	3.8
甜瓜	27	6.2	56.0	3.5
火龙果	59	13.9	25.0	3.5
桃	51	12.2	28.0	3.4
柚子	42	9.5	25.0	2.4
樱桃	46	10.2	22.0	2.2
草莓	32	7.1	29.0	2.1
李子	38	8.7	24.0	2.1

豆类及其制品				
食物名称	热量（kcal）	糖（g）	GI	GL
豆腐花	401	84.3	50.0	42.2
扁豆	339	61.9	38.0	23.5
绿豆面	1427	65.8	33.4	22.0
黄豆	390	34.2	50.0	17.1
绿豆	329	62.0	27.2	16.9
红腐乳	151	7.6	50.0	3.8

食物名称	热量(kcal)	糖（g）	GI	GL
豆腐干	142	11.5	23.7	2.7
豆腐	82	4.2	50.0	2.1
豆奶	30	1.8	50.0	0.9
豆浆	16	1.1	50.0	0.55

速食食品				
食物名称	热量(kcal)	糖（g）	GI	GL
苏打饼干	408	76.2	72.0	54.9
蛋糕	348	67.1	80.0	53.7
面包	313	58.6	87.9	51.5
饼干	435	71.7	70.0	50.2
麦片	368	673.0	69.0	46.4
蛋黄酥	388	76.9	59.0	45.4
麻花	527	53.4	80.0	42.7
汤圆	311	44.2	87.0	38.5
粽子	278	40.8	87.0	35.5
炒年糕	154	34.7	87.0	30.2
薯片	615	41.9	60.3	25.3
凉面	167	33.3	55.0	18.3

食物名称	热量(kcal)	糖（g）	GI	GL
热干面	153	28.7	55.0	15.8
菜包子	223	29.1	39.1	11.4
肉包子	227	28.6	39.1	11.2
小笼包	219	25.9	39.1	10.1
馄饨	250	34.4	28.0	9.6
饺子	253	31.0	28.0	8.7
八宝粥	70	12.5	42.0	5.2

薯类淀粉及制品				
食物名称	热量(kcal)	糖（g）	GI	GL
藕粉	373	93.0	32.6	30.3
豌豆粉丝	368	91.7	31.6	19.0
白薯	102	24.7	54.0	133
土豆	77	17.2	62.0	10.7

糖（碳水化合物）				
食物名称	热量(kcal)	糖（g）	GI	GL
葡萄糖	400	100	100.0	100
麦芽糖	331	82.0	105.0	86.1
绵白糖	396	98.9	83.8	82.9

食物名称	热量(kcal)	糖（g）	GI	GL
方糖	400	99.9	83.0	82.9
冰糖	397	99.3	83.0	82 4
红糖	389	96.6	83.0	80.2
奶糖	407	84.5	70.0	59.1
蜂蜜	321	75.6	73.0	55.2
酥糖	444	75.6	70.0	52.9
巧克力	589	534	49.0	26.2
百事可乐	45.6	11	80.0	8.8
可口可乐	45.6	11	80.0	8.8
冰淇凌	127	17.3	50.0	8.7

举例说明：

西瓜：每 100 g 西瓜含糖为 5.5 g。

西瓜的升糖指数为 72，即食用 910 g 的西瓜（含糖 50 g）与食用 50 g 的葡萄糖，在 2 小时内对血糖反应水平百分比为 72，属于高升糖指数食物。

血糖负荷为 72×5.5/100=4，属于低血糖负荷食物。

由此可知，西瓜虽然属于高升糖食物，但是其血糖负荷却是很低的，也就是说糖尿病患者是可以食用西瓜的，但是要少吃，一般一次吃两小块是可以的。

苏打饼干：每 100 g 的苏打饼干含糖为 76 g。

苏打饼干的升糖指数为 72（与西瓜相同），即食用 66 g 的苏打饼干（含糖 50 g）与食用 50 g 的葡萄糖，在 2 小时内血糖反应水平百分比为 72，属于高升糖指数食物。

血糖负荷为 72×76/100=55，属于高血糖负荷食物。

由此可知，苏打饼干的升糖指数和血糖负荷都很高，糖尿病患者一定要严格控制食用量。

对比：西瓜和苏打饼干升糖指数同为 72，但它们的血糖负荷却差别很大（西瓜为 4，苏打饼干为 55），也就是说吃同等量的西瓜和苏打饼干，苏打饼干对血糖的影响更大，所以在肥胖伴随糖尿病的饮食管理中，一定要结合食物的升糖指数和血糖负荷来制订饮食管理方案。

在控制糖总量的前提下，食物的选择及摄入量原则为：

① 高 GI、高 GL 的食物需要严格控制。

② 高 GI、低 GL，或低 GL、高 GL 的食物限量食用。

③ 低 GI、低 GL 的食物可以适量食用。

（2）营养管理。

肥胖合并 2 型糖尿病的患者，在肥胖营养管理的基础上，既在肥胖管理过程中注意优质蛋白、维生素 B 族、必需脂肪酸等营养物质的摄入，同时要注意矿物质锌、铬的摄入。

据临床研究，在 2 型糖尿病患者体内，微量元素大部分都低于正常水平，而其中锌、铬的缺乏与 2 型糖尿病的发生密切相关。

● 锌与 2 型糖尿病的关系。

①锌参与胰岛素的合成，可以稳定胰岛素的结构。

锌分布在胰岛 β 细胞颗粒中，能促进胰岛素的结晶化，每个胰岛素分子中含两个锌原子。锌缺乏可以影响胰岛素的合成，降低胰岛素的活性和稳定性。

②锌促进胰岛素与胰岛素受体的结合，在维持受体磷酸化和去磷酸化水平及胰岛素传导过程中发挥重要作用。

③锌具有胰岛素样作用。锌充足时机体对胰岛素的需求量就会减少，锌可以纠正葡萄糖耐量异常。

2 型糖尿病病人缺锌的原因：

①摄入或吸收的少。

表18 常见食物的含锌表

食物名称	含量（mg）	食物名称	含量(mg)	食物名称	含量(mg)
生蚝	71.20	螺蛳	10.29	猪肝	5.78
海蛎肉	47.05	墨鱼（干）	10.02	牛肉（瘦）	3.71
小麦胚粉	23.40	枇杷	9.55	猪肉（瘦）	2.99
蕨菜（脱水）	18.11	火鸡腿	9.26	龙虾	2.79
蛏干	13.63	口蘑	9.04	花生	1.79
山核桃	12.59	松子	9.02	稻米	1.70
扇贝	11.69	香菇	8.57	小麦粉（标准粉）	1.64

食物名称	含量(mg)	食物名称	含量(mg)	食物名称	含量(mg)
泥鳅	11.59	蚌肉	8.50	鸡蛋	1.1
鱿鱼(干)	11.24	辣椒(干)	8.21	鸡肉	1.06
山羊肉(冻)	10.42	兔肉(野)	7.81	玉米	0.9

通过此表，我们可以看出，含锌量高的食物有贝类、鱼类、动物内脏、瘦肉、蛋类等，最高的是牡蛎（海蛎肉、生蚝）。而当这些食物长期摄入不足的时候，人体就容易缺锌。

动物性食物锌的利用率为35% ~ 40%，植物性食物锌的利用率为10% ~ 20%。

由此可知，植物性食物的利用率比较低，如果单纯地摄入植物性食物来补锌，就容易因其吸收利用率差，而导致人体锌缺乏。

同时，糖尿病患者处于负氮平衡（蛋白质消耗的过多）状态，导致锌的载体蛋白缺乏，进而影响肠道对锌的吸收。

②消耗或流失的多。

糖尿病患者普遍存在胰岛素抵抗，而过高的胰岛素（1个胰岛素二聚体含有2个原子的锌）分泌会造成锌的过量消耗，同时由于糖尿病患者的血糖水平偏高会导致肾小管对锌的重吸收及肾小管功能滤过增多，进而导致体内锌的消耗和流失增多，造成锌缺乏。

锌的推荐摄入量（RNI）：成年男性为 15.5 mg/d；成年女性为 11.5 mg/d。

综上所述，肥胖伴随糖尿病的患者需要注意锌的摄入和补充。具体补充多少要根据患者情况，在专业人士的指导下进行。

●铬与 2 型糖尿病的关系。

铬主要是以 Cr^{3+} 的形式构成葡萄糖耐量因子（GTF），协助胰岛素作用。

葡萄糖耐量因子是维持血液中葡萄糖水平的一种物质，其作用是增加人体的葡萄糖耐受量和增强胰岛素的活性进而刺激组织对葡萄糖的摄取。

铬对糖代谢的调节途径：

① 通过促进胰岛素和胰岛素受体形成二硫键，从而提高胰岛素与受体的结合而发挥作用。

② 铬提高了细胞表面胰岛素受体的数量，从而增强组织对胰岛素的敏感性。

③ 铬可以通过提高人体糖原合成酶的活性，从而提高糖原的合成作用，抑制糖异生。

④ 铬作用于葡萄糖代谢中的磷酸变构酶和琥珀酸脱氢酶，增加糖的利用。

⑤ 铬促进葡萄糖转运体（GLUL-4）mRNA 的表达，增加葡萄糖的转运。

2 型糖尿病铬缺乏的原因：原理上与锌的缺乏相同，主要是铬摄取或吸收的少，消耗或流失的多。

常见的铬含量高的食物：高铬酵母、牛肉、动物肝脏、粗粮、蘑菇、土豆、麦芽、蛋黄、苹果等。

铬的推荐摄入量（RNI）：成年人 50 ～ 200 ug/d。

肥胖合并糖尿病的患者，需要增加一些铬含量高的食物摄入，必要时可在专业人士的指导下服用铬补充剂。

总结：对于肥胖合并糖尿病的患者，在营养管理上要注意锌、铬的摄取与补充，如果需要通过营养补充剂或药物来补充，那么必须在医生或营养师的指导下进行补充。

（3）运动管理。

肥胖合并 2 型糖尿病的患者在运动上，可遵循单纯肥胖（不合并慢性病）运动管理的原则，只需在静坐时间上进一步降低，持续静坐的时间不宜超过 30 分钟。

但是为了保证其安全，需要遵循以下注意事项：

① 血糖 > 16.7 mmol/L 应禁忌大强度耐力运动。

② 出现严重或增生性视网膜疾病时，应避免大强度耐力运动、中高负荷抗阻力运动、冲击用力和暴发用力。

③ 出现血糖控制不稳定、血糖 > 16.7 mmol/L 合并酮症、合并视网膜出血或感染、不稳定心绞痛时应禁忌各种运动。

预防低血糖：

① 运动前的胰岛素应避免注射于运动肌肉，最好选择腹部。

② 在初次运动和改变运动量时，应监测运动前和运动后数小时的血糖水平，如运动时间长，还应考虑运动中的监测。根据监测的血糖变化和运动量，可酌情减少运动前胰岛素用量或增加

糖摄入量。

③ 运动前血糖水平若小于 5.6 mmol/L，应进食糖 20 ~ 30 g 后运动。

④ 有些病人运动后低血糖的影响可持续 48 小时，必要时在运动后进行更多的血糖监测。

增加运动量时的进度安排：增加运动量和强度时应合理安排进度，以保证运动安全。对于运动风险低的患者，一般需要 1 ~ 2 个月逐步达到目标运动量和强度；风险较高的患者则需要至少 3 ~ 6 个月。

运动时的足部保护：出现足部破溃、感染时，应避免下肢运动。除了每日检查足部之外，为避免发生足部皮肤破溃和感染，参与运动前也要进行足部检查，特别要选择合适的鞋子和袜子。病情重者建议进行足部无负重运动，如自行车、游泳、上肢锻炼等。

（4）**压力管理**。

长期的高压力不仅可以引起肥胖的发生，而且也会导致血糖的升高。因为人体在应激状态下，糖皮质激素、胰高血糖素、肾上腺素、去甲肾上腺素等多种升糖激素均会升高，进而促进肝糖原分解和糖异生，导致血糖升高。因此对于肥胖合并 2 型糖尿病的患者，更要进行压力的管理。

其压力的管理方式和方法可遵循单纯肥胖（不合并疾病）的压力管理内容。

（5）**脾胃管理**。

我们在前面的内容中已经讲述了脾胃不好与痰湿型肥胖的关

系，其中核心点是肠漏和肠道菌群紊乱。而肠漏和肠道菌群的紊乱不仅可以导致肥胖的发生，同样也可以导致血糖的升高。

因此，对于肥胖合并 2 型糖尿病的患者，更有必要进行脾胃的管理。其管理内容可遵循单纯性肥胖（不合并慢性病）的康复管理内容，具体管理方案需由专业人士制订。

（6）其他情况的管理。

如果其合并的 2 型糖尿病与服用药物及其他疾病（如肝脏、胰腺等疾病）有关，那么就需要进行相应的治疗和管理，这里不做具体阐述。

（7）自我监测与定期检查。

合并糖尿病的患者，必须进行自我血糖的监测和定期的临床检查。

自我血糖监测：目的是控制血糖达标、降低低血糖风险。

自我血糖监测的时间：第一，空腹血糖：空腹血糖可以反映出一个人的基础胰岛功能。第二，餐前血糖监测：有低血糖风险者应检测餐前血糖。第三，餐后 2 小时血糖监测：当餐后血糖很高或饮食摄入不稳定（过多或过少）时，应进行餐后 2 小时血糖的检测。第四，睡前血糖监测：适用于胰岛素注射的患者，特别是注射中长效胰岛素的患者。第五，夜间血糖监测：适用于胰岛素治疗已接近治疗目标而空腹血糖仍高的患者。

出现低血糖症状时应及时监测血糖。

剧烈运动前后宜监测血糖。

定期临床检查：

目的是评价糖尿病的治疗效果及并发症的发生、发展状况，以及时地调整治疗方案。相关检查项目见下表，具体遵医嘱。

表19 检查项目

检测项目	检测内容	检测目的
一般检查	身高、体重、血压等	判断体重是否标准、血压是否正常
血常规及血液生化检查	血常规（红细胞计数、血红蛋白、白细胞计数、血小板、淋巴细胞、中性粒细胞、单核细胞、嗜酸性粒细胞、嗜碱性粒细胞等）	血常规是最基本的血液检验，通过观察细胞数量变化及形态分布，判断疾病，是医生诊断病情的常用辅助检查手段之一
	肝功（谷丙转氨酶、谷草转氨酶、γ-谷氨酰转肽酶、碱性磷酸酶、乳酸脱氢酶、总蛋白、白蛋白、球蛋白、总胆红素、直接胆红素、间接胆红素）	通过各种生化试验方法检测与肝脏功能代谢有关的各项指标，以反映肝脏功能基本状况的检查
	肾功（血尿素氮、血肌酐、血尿酸、胱抑素C）	肾功能检查可以早期发现肾脏病，并且可了解肾脏受损的部位和程度，有助于诊断和指导治疗
	血脂（总胆固醇、甘油三酯、高密度脂蛋白胆固醇、低密度脂蛋白胆固醇、脂蛋白a）	测定血清中血脂含量，它们的增高或降低与动脉粥样硬化的形成有很大的关系，可以用于评价受检者的脂肪代谢水平和动脉粥样硬化性疾病的危险预测

检测项目	检测内容	检测目的
血常规及血液生化检查	血糖（空腹血糖、糖化血红蛋白）	测定血清中葡萄糖的含量，判断受检者的糖代谢水平以及是否有高血糖或糖尿病风险
	胰岛功能（血胰岛素或 C 肽——高血糖人必查）	用于判断胰岛分泌功能是否受损，作为糖尿病发病原因之一
	血同型半胱氨酸	血同型半胱氨酸增高会大幅增加冠心病、外周血管疾病及脑血管疾病的发病风险，预知动脉粥样硬化的危险性
	血离子（钠、钾、钙、镁、锌、铜等离子）	血液离子的升高或降低对身体健康有重要的影响，判断身体是否有电解质紊乱及其引起的疾病
	超敏 C 反应蛋白	反应全身性炎症情况，是心血管疾病危险最强有力的预测因子之一

续表

检测项目	检测内容	检测目的
尿常规	比重、白细胞、蛋白质、pH、葡萄糖、酮体、隐血、尿胆红素、亚硝酸盐	尿常规是医学检验"三大常规"项目之一，不少肾脏病变早期就可以出现蛋白尿或者尿沉渣中有形成分。对于某些全身性病变以及身体其他脏器影响尿液改变的疾病，如糖尿病、血液病、肝胆疾患、流行性出血热等的诊断，也有很重要的参考价值
眼底检查	眼底检查	检查玻璃体、视网膜、脉络膜和视神经疾病的重要方法。为糖尿病性眼病的诊断提供重要依据
心电图	心电图	心电图主要反映心脏的搏动情况，用于诊断冠心病及其他/心脏疾病的最常用和最基本的诊断方法
B超	肝、胆、脾、胰、肾（女性查妇科）	B超可以清晰地显示各脏器及周围器官的各种断面像，作为一些脏器疾病的早期诊断
血液流变	全血比黏度、全血还原黏度、血浆黏度、红细胞电泳时间、血小板电泳时间、纤维蛋白原测定、血沉及红细胞变形能力等	反映由于血液成分变化，而带来的血液流动性、凝滞性和血液黏度的变化，对于预测脑血管疾病有重大意义

检测项目	检测内容	检测目的
冠状动脉造影	打造影剂，检测冠状动脉	判断动脉狭窄及是否有动脉斑块的重要指标
头颈部核磁	头部、颈部核磁	初步检测头颈部血管狭窄程度

注：在整体康复管理的过程中，患者的血糖、糖化血红蛋白等指标会得到改善和逆转，这也是我们希望看到的，但是这种情况下一般需要及时地调整糖尿病的临床治疗方案。如血糖下降了，则需要及时地调整药物或胰岛素的用量。

需要注意的是，患者不可以私自调整药量（减药或停药），必须在专业人士的指导下调整治疗方案。

二、肥胖合并高尿酸血症的管理

1. 临床治疗

（1）高尿酸血症的诊断标准。

高尿酸血症是指在正常嘌呤饮食状态下，非同日两次空腹的血尿酸水平，男性高于 420 μmol/L，女性高于 360 μmol/L 的称为高尿酸血症。

（2）高尿酸血症的治疗用药。

① 促进尿酸排泄的药物：通过抑制近端肾小管对尿酸盐的重

吸收，从而增加尿酸的排泄。如：丙磺舒、苯溴马隆。

② 抑制尿酸生成的药物：通过抑制黄嘌呤氧化酶，阻止次黄嘌呤和黄嘌呤代谢为尿酸，从而减少尿酸的生成。如：别嘌醇片。

③ 碱性药物：通过服用碳酸氢钠来碱化尿液，使尿酸不易在尿中积聚形成结晶。

如果患者出现急性痛风发作，临床采用的药物有：

① 秋水仙碱：治疗急性痛风性关节炎的特效药物，痛风发作24 小时内使用有效率 75%。主要是通过抑制局部粒细胞浸润，抑制白三烯等炎症因子的合成与释放，同时抑制炎症细胞的变形和趋化，从而缓解炎症。

② 非甾体抗炎药：通过抑制花生四烯酸代谢中的环氧化酶活性，进而抑制前列腺素的合成来达到消炎镇痛的目的。

③ 糖皮质激素：当上述药物治疗无效或副作用无法耐受，或肾功能不全，或急救情况下，可考虑使用糖皮质激素或促肾上腺皮质激素（ACTH）短程治疗。

具体用药须遵医嘱，切不可私自滥用药物。

2. 康复管理

（1）饮食管理。

肥胖合并高尿酸血症的情况下，饮食上一定要注意嘌呤的摄入，如果嘌呤摄入过多，则会引起血尿酸（嘌呤代谢产生尿酸）进一步升高，甚至引发痛风、肾结石（尿酸盐结石）等疾病的发生。

具体见食物嘌呤含量表：

表20　食物嘌呤含量表

第一类　低嘌呤食物（嘌呤 ≤ 25 mg/100 g）					
食物名称	嘌呤	食物名称	嘌呤	食物名称	嘌呤
奶粉（脱脂高）	15.7	芫荽	20	柠檬	3.4
鸡蛋白	3.7	苋菜	23.5	桃子	1.3
鸡蛋黄	2.6	卷心菜	9.7	西瓜	1.1
鸭蛋白	3.4	芹菜	8.7	哈密瓜	4
鸭蛋黄	3.2	韭菜	25	橙子	3
皮蛋白	2	韭黄	16.8	橘子	2.2
皮蛋黄	6.6	辣椒	14.2	莲蓬	1.5
猪血	11.8	青葱	13	葡萄	0.9
海参	4.2	菠菜	13.3	葡萄干	5.4
海蜇皮	9.3	荠菜	12.4	番茄(小)	7.6
白米	18.4	葱头	8.7	梨子	1.1
玉米	9.4	苦瓜	11.3	杧果	2
糙米	22.4	小黄瓜	14.6	苹果	1.3
糯米	17.7	冬瓜	2.8	阳桃	1.4
小米	7.3	丝瓜	11.4	香蕉	1.2
冬粉	7.8	胡瓜	8.2	李子	4.2
面线	19.8	茄子	14.3	枇杷	1.3

第一类 低嘌呤食物（嘌呤 ≤ 25 mg/100 g）					
通心粉	16.5	胡萝卜	8.9	木瓜	1.6
麦片	24.4	洋葱	3.5	黑枣	8.2
面粉	17.1	青椒	8.7	红枣	6
米粉	11.1	空心菜	17.5	菠萝	0.9
薏仁	25	番茄	4.6	蜂蜜	1.2
高粱	9.7	去根豆芽菜	14.6	瓜子	24.2
甘薯	2.6	雪里蕻	24.4	桂圆干	8.6
芋头	10.1	菜花	25	冬瓜糖	7.1
荸荠(乌芋)	2.6	葫芦	7.2	米醋	1.5
土豆	3.6	榨菜	10.2	番茄酱	3
大白菜	12.6	木耳	8.8	酱油	25
第二类 中嘌呤食物（嘌呤 25 ~ 150 mg/100 g）					
食物名称	嘌呤	食物名称	嘌呤	食物名称	嘌呤
绿豆	75.1	猪皮	69.8	黑芝麻	57
红豆	53.2	猪大肠	69.8	茼蒿	33.4
黑豆	137.4	羊肉	111.5	豌豆	75.7
花豆	57	牛肚	79.8	四季豆	29.7
菜豆	58.2	牛肉	83.7	蘑菇	28.4
花生	95.3	兔肉	107.5	枸杞	31.7

第二类 中嘌呤食物（嘌呤 25 ～ 150 mg/100g）					
豆腐	55.5	鳝鱼	92.8	海带	96.6
豆干	66.5	鳗鱼	113.1	笋干	53.6
豆浆	27.75	鲫鱼	137.1	金针菇	60.9
鸡腿肉	140.3	鱼丸	63.2	大葱	38.2
鸡胸肉	137.4	鲍鱼	112.4	银耳	98.9
虾	137.7	乌贼	89.9	腰果	80.5
草鱼	140.2	虾	137.7	栗子	34.6
猪肉	132.6	螃蟹	81.6	莲子	40.9
鸭肉	138.4	蚬子	114	杏仁	31.7
第三类 高嘌呤食物（嘌呤 150 ～ 1000 mg/100g）					
食物名称	嘌呤	食物名称	嘌呤	食物名称	嘌呤
肉汁	500	蛤蜊	316	白带鱼	391.6
麦芽	500	乌鱼	183.2	蚌蛤	426.3
发芽的豆类	500	鲢鱼	202.4	干贝	390
鸡肝	293.5	小鱼干	1538.9	牡蛎	239
鸭肝	301.5	海鳗	159.5	黄豆芽	500
猪小肠	262.2	秋刀鱼	355.4	芦笋	500
猪肝	229.1	猪脾	270.6	紫菜	274
牛肝	169.5	鸡肉汤	< 500	香菇	214

第三类 高嘌呤食物（嘌呤 150 ~ 1000 mg/100 g ）					
扁鱼干	366.7	鸡精	< 500	豆苗菜	500
白鲳鱼	238	酵母粉	559.1	皮刀鱼	355.4

对于肥胖合并高尿酸血症的患者，饮食上尽量选择中低嘌呤的食物。

如果患者出现急性痛风发作，则只能摄入低嘌呤的食物；而在慢性痛风发作期，高嘌呤食物要禁用，可以适量食用中低嘌呤的食物。

同时在痛风发作期禁止饮酒，禁食一切辛辣刺激性的食物。

（2）**营养管理**。

肥胖合并高尿酸血症的患者，在肥胖营养管理的基础上，注意优质蛋白、维生素 B 族、必需脂肪酸等营养物质的摄入，同时要注意水分、矿物质（如钙、镁、锌等）及抗氧化物质（如维生素 C、维生素 E、花青素等）的摄入。

①矿物质的摄入：帮助碱化尿液，降低尿酸盐的沉积，促进尿酸的排泄。

②水：嘌呤和尿酸是水溶性的，正常情况下血液中的尿酸都溶于血液的水分之中，而当水分缺乏时，则会导致血液中的尿酸浓缩，易形成尿酸盐结晶。可以适量地饮用一些苏打水，帮助碱化尿液，促进尿酸的排泄，但不可过量饮用，否则会影响血液酸

碱平衡。

③抗氧化物质的摄入，可以保护人体细胞，防止细胞被过度的氧化和破坏，进而降低内源性嘌呤的产生，从而减少了尿酸的产生。

内源性嘌呤：人体细胞死亡，会释放嘌呤（鸟嘌呤和腺嘌呤）。

④硫酸葡萄糖胺：当患者存在痛风，并造成关节软骨损伤的时候，可以补充一定量的硫酸葡萄糖胺，以促进关节软骨的修复。

注：营养物质的额外补充，需要在专业人士的指导下进行。

（3）运动管理。

肥胖合并高尿酸血症的患者，如果不伴随痛风性关节炎，可遵循单纯肥胖（非合并慢性病）的运动管理内容进行运动，但要注意的是不可做剧烈性运动，运动时间不宜过长。

因为剧烈运动或运动时间过长会带来人体大量水分的消耗，水分消耗过多，会导致血尿酸快速浓酸，进而增加痛风发生的风险。剧烈运动或运动时间过长，体内的乳酸含量会增加，过多的乳酸会抑制肾脏对尿酸的排泄，使尿酸升高。

如果患者伴有痛风性关节炎，运动上需要注意的是：

如果患者处于痛风的急性发作期，则应该停止任何运动，卧床，并抬高患肢，休息或疼痛缓解 72 小时后才可活动。

如果患者的痛风处于缓解期（并未发作），那么除了不能剧烈运动和长时间运动之外，还需要注意什么呢？

① 不宜做关节负担过重的运动，因为患者的关节中存在痛风

石或尿酸盐的结晶，一旦关节负重过大，其痛风石就会刺激或损伤关节及周围组织。

② 适宜的运动：如慢步、短程小跑、游泳、太极拳、气功、快步走、骑行等。

③ 不宜的运动：快跑、足球、篮球、滑冰、登山、长跑等竞技性强，运动剧烈或体力消耗过大的运动。

④ 关于抗阻力运动，应以关节负重较低的中低强度的运动为主，因为抗阻力运动是针对骨骼肌的运动，如果关节负重较大，则会刺激或损伤关节及周围组织；而如果其运动强度过大，则会导致大量乳酸产生，进而引发尿酸升高，导致痛风发作。

⑤ 如果患者的关节处的痛风石较大，甚至造成骨关节变形，则相应的关节不宜做过多的活动。同时要加强患病关节的保护。

（4）压力管理。

长期的高压力可以导致人体神经和内分泌系统的紊乱，进而引发人体的嘌呤代谢异常，如：长期高压力状态下人体细胞死亡增多，嘌呤释放增加，肾脏对尿酸的排泄受到抑制等。因此，对于肥胖合并高尿酸血症的患者，更要进行压力的管理。

具体管理的方法可遵循单纯肥胖的压力管理内容。

（5）脾胃管理。

脾胃不好，尤其是肠漏和肠道菌群的紊乱会导致大量的肠源性毒素进入人体，进而加速人体衰老，细胞死亡，内源性嘌呤增高，血尿酸水平增加。因此，对于肥胖伴随高尿酸血症的患者更需要脾胃的管理。

其管理内容可遵循单纯肥胖的脾胃管理内容，具体管理方案需由专业人士进行制订。

（6）其他情况的管理。

如果其合并的高尿酸与服用药物或肝脏、肾脏等疾病有关，那么就需要相应的治疗和管理，这里不做具体阐述。

（7）定期检查。

合并高尿酸血症及痛风的患者应定期到医院进行检查，具体检查内容需遵医嘱。

表 21　检查项目参考

检测项目	检测内容	检测目的
血常规及血液生化检查	血常规（红细胞计数、血红蛋白、白细胞计数、血小板、淋巴细胞、中性粒细胞、单核细胞、嗜酸性粒细胞、嗜碱性粒细胞等）	血常规是最基本的血液检验，通过观察细胞数量变化及形态分布，判断疾病，是医生诊断病情的常用辅助检查手段之一
	肝功（谷丙转氨酶、谷草转氨酶、γ－谷氨酰转肽酶、碱性磷酸酶、乳酸脱氢酶、总蛋白、白蛋白、球蛋白、总胆红素、直接胆红素、间接胆红素）	通过各种生化试验方法检测与肝脏功能代谢有关的各项指标，以反映肝脏功能基本状况

检测项目	检测内容	检测目的
血常规及血液生化检查	肾功（血尿素氮、血肌酐、血尿酸、胱抑素C）	肾功能检查可以早期发现肾脏病，并且可了解肾脏受损的部位和程度，有助于诊断和指导治疗
	血脂（总胆固醇、甘油三酯、高密度脂蛋白胆固醇、低密度脂蛋白胆固醇、α－脂蛋白）	测定血清中血脂含量，它们的增高或降低与动脉粥样硬化的形成有很大的关系，可以用于评价受检者的脂肪代谢水平和动脉粥样硬化性疾病的危险预测
	血糖（空腹血糖）	测定血清中血糖含量，判断受检者的糖代谢水平以及是否有高血糖或糖尿病风险
	血离子（钠、钾、钙、镁、锌、铜等离子）	血液离子的升高或降低对身体健康有重要的影响，判断身体是否有电解质紊乱及其引起的疾病
	超敏C反应蛋白	反应全身性炎症情况，是心血管疾病危险最强有力的预测因子之一

检测项目	检测内容	检测目的
尿常规	比重、白细胞、蛋白质、pH、葡萄糖、酮体、隐血、尿胆红素、尿胆原、亚硝酸盐	尿常规是医学检验"三大常规"项目之一，不少肾脏病变早期就可以出现蛋白尿或者尿沉渣中有形成分。对于某些全身性病变以及身体其他脏器影响尿液改变的疾病如糖尿病、血液病、肝胆疾患、流行性出血热等的诊断，也有很重要的参考价值
尿酸	尿酸	测定尿液中尿酸含量，判断受检者的嘌呤代谢水平以及是否有高尿酸风险
心电图	心电图	心电图主要反映心脏的搏动情况，用于诊断冠心病及其他心脏疾病的最常用和最基本的诊断方法
B 超	肝、胆、脾、胰、肾（女性查妇科）	B 超可以清晰地显示各脏器及周围器官的各种断面像，作为一些脏器疾病的早期诊断
血液流变	全血比黏度、全血还原黏度、血浆黏度、红细胞电泳时间、血小板电泳时间、纤维蛋白原测定、血沉及红细胞变形能力等	反映由于血液成分变化，而带来的血液流动性、凝滞性和血液黏度的变化，对于预测脑血管疾病有重大意义
特殊检查	针对痛风还可以做：1. 关节腔穿刺检查；2. 痛风石内容物检查；3.X 线检查；4.CT 与 MRI 检查	

三、肥胖合并高血压的管理

1. 临床治疗

（1）高血压的诊断标准。

表22　高血压的诊断标准

类别	收缩压（mmHg）	舒张压（mmHg）
正常血压	< 120	< 80
正常高值	120 ~ 139	80 ~ 89
1 级高血压（轻）	140 ~ 159	90 ~ 99
2 级高血压（中）	160 ~ 179	100 ~ 109
3 级高血压（重）	> 180	> 110

（2）高血压的治疗用药。

利尿剂：通过排钠、减少血容量、降低血管外周阻力而降压。如：氯噻嗪。

β- 受体阻滞剂：通过降低心脏排血量降低血压，抑制肾素释放。如：酒石酸美托洛尔片。

钙通道阻滞剂：主要是通过阻滞细胞外 $Ca2+$ 进入血管平滑肌细胞，降低血管阻力。如：硝苯地平。

血管紧张素转换酶抑制剂（ACEI）：通过抑制 ACE 血管紧张素，抑制缓激肽酶缓激肽。如：卡托普利。

血管紧张素Ⅱ受体阻滞剂（ARB）：通过阻断血管紧张素Ⅱ受体 AT1，有效阻断紧张素Ⅱ的水钠潴留、血管收缩和组织重构作用。如：厄贝沙坦。

具体用药需遵医嘱，不可私自滥用药物。

2. 康复管理

（1）饮食管理。

肥胖合并高血压的患者，饮食上要特别强调限制钠盐的摄入量，增加蔬菜、水果和膳食纤维的摄入量，减少脂肪，尤其是饱和脂肪的摄入量，同时要严格限制饮酒量。

●控制食盐(包括酱油、味精及其他食物中的食盐)的摄入量，每日不超过 5 g。

食盐中导致血压升高的成分主要是钠，钠摄入过多可引发人体水钠潴留，即钠摄入过多，可以导致口渴，水分摄入增加，同时肾脏排尿减少，多余的水分和钠在血管中滞留，这样就会引起了血液容量增加，进而引起血压增高。减少食盐的摄入量有明显的降压作用。

减少钠盐摄入的方法：

① 纠正过咸口味，使用醋、柠檬汁、香料、姜等调味品提高菜肴的鲜味，减少味精、酱油等含钠盐的调味品的用量。

② 使用盐勺，按量放入菜肴。

③ 使用低钠盐、低钠酱油或限盐酱油，少放味精或鸡精。

④ 少吃酱菜、腌制食品及其过咸食品。

⑤ 少吃零食，学会看食品标签（食品标签中有钠的含量），拒绝高盐食品。

● 多吃蔬菜和水果。

蔬菜和水果中钾离子含量较高。钾离子可以对抗钠离子的升压作用，主要是通过促进肾脏排钠，减少钠离子和水分在人体的潴留。但是如果患者伴随肾功能障碍，则不能大量摄入蔬菜和水果，否则容易引发高钾血症。

● 多吃膳食纤维高的食物，如粗（杂）粮、蔬菜。

膳食纤维可以促进胃肠蠕动，降低便秘、大便干燥的发生。便秘或大便干燥会导致患者排便困难和排便过度用力，而排便过度用力可以导致腹压突然增加，腹部血液回流增加，进而引发血压升高。尤其伴随心脑血管疾病的人容易发生意外，如急性心肌梗死、脑卒中等。

● 降低脂肪尤其是饱和脂肪的摄入。

膳食脂肪应控制在总能量的 25% 以下，饱和脂肪应在 10% 以下。过多脂肪的摄入，不仅可以导致肥胖、高脂血症等疾病的出现，同时会促进血管平滑肌增殖和动脉粥样硬化的发生和发展，进而导致血管管腔变窄，血管变硬，血压升高。

● 限制饮酒量或戒酒。

长期过量饮酒，即每次饮酒量（白酒）≥100 mL，每周 4 次以上，与高血压的发生直接相关。

因此，合并高血压的患者应该限制饮酒量，男性每日饮酒量不超过酒精 25 g，女性每日饮酒量不超过酒精 15 g。

25 g 酒精相当于啤酒 750 mL，葡萄酒 250 mL，38°白酒 75 mL，高度白酒 50 mL；15 g 酒精相当于啤酒 450 mL，葡萄酒 150 mL，38°白酒 50 mL，高度白酒 30 mL。

血压不稳定且较高者或合并心血管疾病及靶器官损伤的人应该戒酒。

（2）营养管理。

合并高血压的患者，还应该注意钙、镁、维生素 C、优质蛋白的摄入或补充。

●钙、镁。

钙、镁的缺乏可以导致人体神经和肌肉的兴奋性增高，容易出现失眠、烦躁不安、便秘、肌肉抽搐、震颤等问题。

我们的心脏和血管都受到神经和肌肉（心脏 - 心肌、血管 - 平滑肌）的调节，因此当钙、镁缺乏的时候，容易发生心率加快和血管痉挛，进而导致血压升高。

含钙高的食物：乳制品、蛋类、豆制品以及某些蔬菜。

含镁高的食物：绿色蔬菜、坚果、大豆、杂粮、菌藻类。

表 23　常见食物钙的含量（每 100 g）

食物名称	含量（mg）	食物名称	含量（mg）	食物名称	含量（mg）
虾皮	991	牛乳	104	胡萝卜	32
发菜	875	豌豆	97	黄瓜	24
河虾	325	绿豆	81	橙	20

食物名称	含量（mg）	食物名称	含量（mg）	食物名称	含量（mg）
豆腐干	308	芹菜	80	梨	11
紫菜	264	小豆	74	玉米	10
木耳	247	枣	64	瘦羊肉	9
蟹肉	231	冬菇	55	瘦牛肉	9
黄豆	191	鲤鱼	50	鸡	9
蚌肉	190	鸡蛋	48	土豆	8
豆腐花	175	鹌鹑蛋	47	猪肝	6
海虾	146	大白菜	45	瘦猪肉	6
蛤蜊	138	黄鳝	42	葡萄	5
酸奶	118	花生米	39	豆浆	5
油菜	108	柑	35	苹果	4

表24　常见食物镁的含量（每100g）

食物名称	镁含量（mg）	食物名称	镁含量（mg）
米糠	1078	牛肉	20
裙带菜	900	猪肉	15
海带	870	牛奶	11
扁桃	338	蛋黄	8

食物名称	镁含量（mg）	食物名称	镁含量（mg）
大豆	140	香菇	14
花生米	140	卷心菜	13
糙米	120	白萝卜	12
小麦	120	胡萝卜	12
精米	22	大白菜	14
佐餐面包	22	橘子	14
欧芹	20	苹果	4
菠菜	17	豆腐	20

钙、镁的推荐摄入量（RNI）：成年人为钙 800 mg/d，镁 350 mg/d。

如果需要通过营养补充剂进行额外补充，需在专业人士的指导下选择、购买和服用。

●优质蛋白和维生素 C。

高血压是导致脑卒中最重要的风险因素，因此维持血管的韧性（血管不容易破）也是非常重要的。决定血管韧性的主要成分是血管中的胶原组织。

优质蛋白的摄入为人体胶原蛋白的合成提供原材料。

维生素 C 是胶原蛋白合成酶的辅酶。

因此合并高血压的患者一定要注意优质蛋白和维生素 C 的

摄入。

优质蛋白的来源：动物性食物，如肉、蛋、奶；植物性食物，如大豆（黄豆、黑豆、青豆）及其制品。

维生素 C 的来源：主要是新鲜的蔬菜水果。

表 25　常见食物的维生素 C 含量（每 100 g）

食物名称	含量（mg）	食物名称	含量（mg）
酸枣	1170	韭菜	24
枣（鲜）	243	柚	23
沙棘	160	柠檬	22
红辣椒	144	白萝卜	21
猕猴桃	131	猪肝	20
芥菜	72	橘	19
灯笼椒	72	番茄	19
柑	68	鸭肝	18
菜花	61	菠萝	18
茼蒿	57	胡萝卜	16
苦瓜	56	花生	14
山楂	53	芹菜	12
草莓	47	梨子	11
大白菜	47	桃	10

食物名称	含量（mg）	食物名称	含量（mg）
荠菜	43	黄瓜	9
卷心菜	40	黄豆芽	8
豆角	39	西瓜	7
绿茶	37	茄子	5
菠菜	32	香菇	5
柿	30	牛心	5
土豆	27	猪心	4
甘薯	26	杏	4
葡萄	25	苹果	4

维生素 C 的推荐摄入量：成年人 100 mg/d。

（3）运动管理。

合并高血压的患者，运动主要以中、低强度的有氧运动为主，抗阻运动也仅限于病情轻微和运动伤害风险较低者，并且所有的大肌肉群抗阻训练只能选择中、低强度的。

运动的频率和时间：最好每日都进行有氧运动，抗阻运动每周训练 2 ~ 3 日。有氧运动每日至少 30 分钟，每次至少 10 分钟；

抗阻运动每次至少 1 组，每组 8 ~ 12 次。

合并高血压的患者运动注意事项：

① 针对服用 β 受体阻断剂的患者一定根据伯格运动量表等综合指标来判断运动强度，因为此类药物是通过降低心率来控制血压的，而如果运动强度过大或自我主观感受比较疲劳，都可以引起心率增加，血压上升。

② 针对服用 α2 受体阻断剂、钙离子拮抗剂和血管舒张药物的患者，运动后的放松过程需要延长，逐渐降低运动强度，否则容易诱发运动后低血压。

③ 针对服用利尿剂的患者，运动后应适量补钾。因为利尿剂和运动可导致钾的流失，诱发低钾血症、心律失常等问题。

④ 抗阻力运动时避免憋气，特别是用力憋气。

⑤ 运动过程中血压不得超过 220/105 mmHg。

⑥ 湿热天气或运动后出汗过多，应注意水分的补充。

（4）压力管理。

人在过度紧张、兴奋、焦虑、抑郁、疲劳等状态下，心率会增加，血管平滑肌会痉挛，水钠会潴留，这样就会引起血压的升高。而且在这种状态下脑卒中和急性心肌梗死的风险增加。因此合并高血压的患者必须要进行压力管理。

具体可参考压力型肥胖康复管理的内容。

（5）脾胃管理。

脾胃不好、肠漏、肠道菌群失调可导致大量肠源性毒素进入人体，进而引发人体炎症反应，导致体内"废水"增加，同时肠源性毒素也可引发去甲肾上腺素、肾上腺素等升压激素的升高，导致血管平滑痉挛，进而诱发血压升高。

再有胃肠蠕动减慢、胃胀、腹胀、便秘等问题，也要引起高血压患者的重视，因为这些问题会引起腹压升高，继而造成血压的升高。尤其便秘的高血压患者，不可过度用力排便，否则易发生脑卒中。因此合并高血压的患者必须要重视脾胃的管理。

（6）其他情况的管理。

如果其合并的高血压与颈椎病（颈性高血压）、血管动脉硬化（血管管腔狭窄）或因其他疾病（心脏病、肾病等）有关，那么就需要相应的治疗和管理，这里不做具体阐述。

（7）自我监测与定期检查。

●自我监测。

可选择上臂式全自动或半自动的电子血压计进行血压的自我监测，以监控血压的变化。监测方案：

一般建议每日早晨和晚上测一测血压，每次 2 ～ 3 遍，取平均值; 初诊高血压或血压不稳定的患者，建议连续测量血压 7 日（至少 3 日），每日早、晚各 1 次，每次测量 2 ～ 3 遍，取后 6 日的血压平均值作为参考; 血压控制平稳者，可每周 1 日测量血压。

●定期检查。

合并高血压的患者除了血压的监测和检查以外，还应定期进行其他相关检查，具体检查项目遵医嘱。

检查项目参考：

表26 常见检查项目参考

常规检查项目	检查意义
血常规	全血细胞计数、血红蛋白、血细胞比容
空腹血糖检查	观察患者胰岛储备功能，有助于糖尿病筛查
血脂	高血压患者常有血脂异常，表现为 TC、LDL-C 升高，HDL-C 降低
血流变	检测血液的流动性、变形性和凝固性
肝功	反映肝脏分泌和排泄功能、肝细胞损伤以及肝脏合成贮备功能
肾功	尿酸、肌酐。用于急慢性肾炎、肾病、尿毒症、肾衰竭等疾病的检查
尿常规	尿蛋白、糖、尿沉渣镜检。观察有无大量蛋白尿（＞ 0.5 g ／ 24 h），有无泌尿系感染，有无尿糖及尿酮体和其他肾病等
钾离子	排除低血钾引起的高血压
心电图	明确有无冠心病
血管超声（四肢血管、颈动脉等）	有无管腔的扩张、狭窄、扭曲和受压，以及内膜的变化动脉硬化及斑块等的形成，评估各种原因引起的血管结构及血流动力学变化。高血压患者动脉壁增厚，颈动脉超声 IMT ≥ 0.9 mm 或动脉粥样硬化性斑块的超声表现
腹部彩超	检查肝、胆囊、胆管、脾、胰、肾、肾上腺、膀胱、前列腺等脏器的大小、形状变化，及疾病的诊断
心脏彩超	检查心脏的形态学有无异常，以及心功能是否正常。高血压患者提示左心室肥厚

常规检查项目	检查意义
餐后血糖	有助于糖尿病筛查
C 反应蛋白（高敏感）	可预测心血管疾病的危险性
微量蛋白尿	是肾损伤的早期敏感指标，用于发现早期高血压合并肾病
眼底检查	明确视网膜病变。合并糖尿病患者每年至少常规检查一次；确定视网膜病变者，增加检查频率
胸片	可了解心肺及血管形态

表 27　特定检查项目参考

检测项目	检测目的
血浆肾素活性	检测肾素对血压的影响
血及尿醛固酮	用以排除是否由原发性醛固酮增多症引起的高血压
血及尿儿茶酚胺	检测儿茶酚胺对血压的影响
冠脉 CTA	判断动脉狭窄及是否有动脉斑块的重要指标
头颈部核磁或 CT	初步检测头颈部血管狭窄程度

四、肥胖合并高脂血的管理

1. 临床治疗

（1）高脂血的诊断标准。

高甘油三酯血症诊断标准：胆固醇脂正常 ≤6.45 mmol/L，甘油三酯 > 1.7 mmol/L。

高胆固醇血症诊断标准：胆固醇酯 > 6.45 mmo/L，甘油三酯正常 ≤1.7 mmol/L。

混合型高脂血症诊断标准：胆固醇酯 > 6.45 mmo/L，甘油三酯 > 1.7 mmol/L。

低密度脂蛋白胆固醇血症诊断标准：≥3.37 mmol/L。

（2）高脂血的治疗用药。

他汀类：通过竞争性抑制内源性胆固醇合成限制酶 HMG-COA 还原酶，阻断细胞内羟甲戊酸代谢途径，使细胞内胆固醇合成减少，从而反馈性刺激细胞膜表面低密度脂蛋白（LDL）受体数量和活性增加，使血清胆固醇清除增加，水平降低。他汀类是较为全面的调脂药，如：辛伐他汀、洛伐他汀等。

烟酸类：通过抑制脂肪组织内的甘油三酯酶活性，抑制脂肪组织的动员，从而减少肝脏极低密度脂蛋白（VLDL）的合成；增强蛋白脂酶（LPL）的活性，促进血浆 TG 的水解，降低极低密度脂蛋白浓度，使 VLDL 向 LDL 的转化减少，从而降低总胆固醇和 LDL-C。如：阿昔莫司、普罗布考、烟酸等。

贝特类：通过提高脂蛋白脂酶的活性来加速脂蛋白的分解，同时减少肝脏内脂蛋白的合成，从而降低甘油三酯。如：氯贝丁酯、非诺贝特等。

树脂类：通过阻止胆酸或胆固醇从肠道吸收，促进胆酸或胆固醇排出，促进胆固醇的降解，进而降低胆固醇。如：考来烯胺、考来替泊等。

胆固醇吸收抑制剂：通过选择性抑制小肠胆固醇转运蛋白，减少小肠内胆固醇的吸收。如：依折麦布片。

n-3 脂肪酸制剂：主要为二十碳五烯酸（EPA）和二十碳六烯酸（DHA），可以起到减低甘油三酯和升高高密度脂蛋白的作用。

具体用药需遵医嘱，不可私自滥用药物。

2. 康康管理

（1）饮食管理。

针对合并高甘油三酯血症的患者，饮食上要控制脂肪和糖的摄入；针对合并高胆固醇血症的患者，饮食上要控制胆固醇的摄入；针对混合型高脂血症的患者，以上都要控制。

表 28　常见高脂肪食物（每 100 g）

食物名称	含量（克）	食物名称	含量（克）
植物油（16 种）	99.9–100	花生（炒）	48
鸭、猪油	99.7	羊肉干	46.7

续表

食物名称	含量（克）	食物名称	含量（克）
玉米油	99.2	黑芝麻	46.1
羊油（炼）	99.6	西瓜籽仁	45.9
黄油	98	杏仁	45.4
酥油	97	母麻鸭	44.8
牛油	94.4	榛子（干）	44.8
板油、肥肉	88.6	西瓜籽（炒）	44.8
羊油	88	猪皮	44.6
黄油（工业食品）	82.7	炸素虾	44.4
松子仁	70.6	花生仁（生）	44.3
松子（生）	62.6	黄油渣	43.8
猪肉（猪脖）	60.5	木榧	42
猪肋条肉	59	北京填鸭	41.3
桃仁（干）	58.8	巧克力	40.1
松子（炒）	58.5	牛肉干	40
奶油	55.5	白芝麻	39.6

续表

食物名称	含量（克）	食物名称	含量（克）
油炸杏仁	55.2	维夫巧克力	38.4
鸡蛋黄粉	55.1	桃仁	37.6
葵花子仁	52.8	广东香肠	37.3
花生酱	53	腰果	36.7
炒葵花籽	52.8	全蛋粉	36.2
芝麻酱	52.7	咸肉	36
炒杏仁	51	芝麻南糖	35.6
山核桃	50.8	肉鸡（肥）	35.4
炒榛子	50.3	猪肉（软五花）	35.3
鸭皮	50.2	维夫饼干	35.2
葵花子（生）	49.9	焦圈	34.9
腊肉（生）	48.8	鸭蛋黄	33.8
马铃薯（油炸）	48.4	春卷	33.7
腊肠	48.3	起酥（点心）	31.7
南瓜子仁	48.1	曲奇饼	31.6

人体每日脂肪摄入总量宜控制在 60 ～ 70 g。

表 29　常见高胆固醇食物（每 100 g）

食物名称	胆固醇（毫克）	食物名称	胆固醇（毫克）
猪肉（瘦）	77	鸡胗	229
猪肉（肥）	107	填鸭	101
猪脑	3100	鸡蛋（全）	680
猪舌	116	鸡蛋黄	1705
猪心	158	鸭蛋黄	1522
猪肝	368	鹌鹑蛋黄	1674
猪肾（腰子）	405	大黄鱼	79
猪肺	314	带鱼	97
猪肚	159	胖头鱼	97
猪大肠	180	墨斗鱼	275
猪肉松	163	甲鱼	77
猪大肠	180	墨斗鱼	275
猪肉松	163	甲鱼	77

食物名称	胆固醇（毫克）	食物名称	胆固醇（毫克）
牛肉（瘦）	63	对虾	150
牛肉（肥）	194	河蟹（全）	235
牛脑	2670	海蜇头	5
牛肉松	178	海参	0
牛肚	132	猪油（炼）	85
羊肉（瘦）	65	黄油（炼）	89
羊脑	2099	鸡油（炼）	107
羊肚	124	鸭油（炼）	55
兔肉	83	奶油	295
牛奶	13	蛋粒	172
牛奶粉（全）	104	冰淇凌（纸杯装）	102
鸡肉	117	牛奶冰棍	107
鸡肝	429	普通冰棍	4

注：胆固醇只存在于动物性食物之中。

每日胆固醇摄入量不宜超过 300 mg。

（2）**营养管理**。

合并高脂血症的患者，在营养管理上要注意维生素 B 族、维生素 C、膳食纤维、不饱和脂肪酸及钙、镁的摄入。

① 维生素 B 族：三大能量物质代谢酶的辅酶，尤其烟酸缺乏可导致顽固性高脂血症。

② 维生素 C：维生素 C 作为胆固醇氢化酶的辅酶，促进胆固醇转化为胆汁酸。

③ 膳食纤维：抑制肠道对胆固醇的吸收，促进胆固醇排泄。

④ 不饱和脂肪酸：升高高密度脂蛋白，降低低密度脂蛋白，进而调节血脂。

⑤ 钙、镁：钙、镁可与胆固醇结合，促进胆固醇排泄。

（3）**运动管理**。

合并高脂血症的人，在运动上没有特别的禁忌，可遵循肥胖康复的运动管理内容。

（4）**压力管理**。

长期处于高压力状态，可以使人体脂肪的动员和分解增加，导致血液中游离脂肪酸增加，进而增加肝脏甘油三酯的合成与释放，致使血液中甘油三酯的升高。因此，压力的疏解对合并高脂血症的患者也是必要的。

（5）**脾胃管理**。

脾胃的问题不仅会导致肠源性毒素进入体内，致使脂代谢紊乱，同时肠道内菌群的紊乱，嗜脂菌增多，还可以引发变态食欲，增加对高油脂食物的依恋，甚至成瘾。因此对于合并高脂血症的患者做好脾胃的管理也是必要的。

（6）其他情况的管理。

如果其合并的高血压与肝脏、内分泌等疾病有关，那么就需要相应的治疗和管理，这里不做具体阐述。

（7）定期检查。

合并高脂血症的患者应定期进行血脂及相关指标的检查，具体检查内容遵医嘱。

检查项目参考：

表30　检查项目参考

检测项目	检测内容	检测目的
血常规及血液生化检查	血常规（红细胞计数、血红蛋白、白细胞计数、血小板、淋巴细胞、中性粒细胞、单核细胞、嗜酸性粒细胞、嗜碱性粒细胞等）	血常规是最基本的血液检验，通过观察细胞数量变化及形态分布，判断疾病，是医生诊断病情的常用辅助检查手段之一
	肝功（谷丙转氨酶、谷草转氨酶、γ-谷氨酰转肽酶、碱性磷酸酶、乳酸脱氢酶、总蛋白、白蛋白、球蛋白、总胆红素、直接胆红素、间接胆红素）	通过各种生化试验方法检测与肝脏功能代谢有关的各项指标，以反映肝脏功能基本状况的检查

检测项目	检测内容	检测目的
血常规及血液生化检查	血脂（总胆固醇、甘油三酯、高密度脂蛋白胆固醇、低密度脂蛋白胆固醇、α-脂蛋白）	测定血清中血脂含量，它们的增高或降低与动脉粥样硬化的形成有很大的关系，可以用于评价受检者的脂肪代谢水平和动脉粥样硬化性疾病的危险预测
	血糖（可选）	测定血清中血糖含量，判断受检者的糖代谢水平以及是否有高血糖或糖尿病风险
	血同型半胱氨酸	血同型半胱氨酸增高会大幅增加冠心病、外周血管疾病及脑血管疾病的发病风险，预知动脉粥样硬化的危险性
B 超	肝、胆、脾、胰、肾（女性查妇科）	B 超可以清晰地显示各脏器及周围器官的各种断面像，作为一些脏器疾病的早期诊断
血液流变	全血比黏度、全血还原黏度、血浆黏度、红细胞电泳时间、血小板电泳时间、纤维蛋白原测定、血沉及红细胞变形能力等	反映由于血液成分变化，而带来的血液流动性、凝滞性和血液黏度的变化，对于预测脑血管疾病有重大意义

五、肥胖合并脂肪肝的管理

1. 临床治疗

（1）**脂肪肝的诊断标准**。

根据肝内脂肪含量，脂肪肝分为轻、中、重三型：

轻型：脂肪 5% ~ 10%。

中型：脂肪 10% ~ 25%。

重型：脂肪 25% ~ 50%。

（2）**脂肪肝的治疗用药**。

目前临床没有直接治疗脂肪肝的特效药物，主要是针对肝功能异常的治疗药物。

抗炎类：通过抗抑制炎症因子、免疫性因子，刺激单核 - 巨噬细胞系统、诱生 Υ- 干扰素，增强 NK 细胞活性。如：天晴甘平、双环醇等。

修复肝细胞膜类：通过与肝细胞膜及细胞器膜相结合，增加膜的完整性、稳定性和流动性，使受损肝功能和酶活性恢复正常，调节肝脏的能量代谢，促进肝细胞再生。如：多烯磷脂酰胆碱。

解毒类：参与体内三羧酸循环及糖代谢，激活多种酶，促进糖、脂肪及蛋白质代谢，减轻组织损伤，促进修复。如：还原型谷胱甘肽（GSH）、硫普罗宁。

抗氧化类：抗脂质过氧化，增强肝细胞膜对多种损伤因素的抵抗力。如：水飞蓟素。

利胆类：促进胆汁酸转运，达到退黄、降酶的作用。如：熊去氧胆酸（UDCA）、S- 腺苷蛋氨酸。

具体用药需遵医嘱，不可私自滥用药物。

2. 康复管理

（1）饮食管理。

合并脂肪肝的肥胖患者可遵循肥胖康复的饮食管理内容，但要注意酒精的摄入量，因为酒精不仅会增加肝脏负担，甚至造成肝损伤，加速脂肪肝的发生和发展。

有肝损伤（如谷丙转氨酶、谷草转氨酶升高）或重度脂肪的患者须禁酒。

肝功能正常或非重度脂肪肝的患者应严格限酒，男性每日酒精摄入量不超过 25 g，女性不超过 15 g。

（2）营养管理。

合并脂肪肝的患者在营养上需要注意维生素 B 族、不饱和脂肪酸、优质蛋白的摄入，以促进肝内脂肪的转运与代谢。

（3）运动管理。

合并脂肪肝的患者可遵循肥胖康复运动管理内容。

（4）压力管理。

长期的高压力可以导致肝气郁结，即肝内瘀血、胆汁酸瘀滞、肝功能下降等问题，进而导致脂肪肝、肝损伤等问题的出现。

因此合并脂肪肝的患者一定要调节好自己的情志，疏解压力。

（5）脾胃管理。

脾胃不好、肠漏、肠道菌群紊乱可导致大量的肠源性毒素进入门静脉，然后进入肝脏，这样就会增加肝脏"解毒"负担，甚至引起肝损伤，进而导致脂肪肝（肠毒性脂肪肝）的发生及发展。因此合并脂肪肝的患者也需要进行脾胃的管理。

（6）其他情况的管理。

如果其合并的脂肪肝与药物、病毒感染等其他问题有关，那么就需要相应的治疗和管理，这里不做具体阐述。

（7）定期检查。

合并脂肪肝的患者应定期做肝功能、肝脏彩超等相关的检查，具体遵医嘱。

检查项目参考：

表31　肥胖合并脂肪肝患者检查项目参考

检测项目	检测内容	检测目的
血常规及血液生化检查	血常规（红细胞计数、血红蛋白、白细胞计数、血小板、淋巴细胞、中性粒细胞、单核细胞、嗜酸性粒细胞、嗜碱性粒细胞等）	血常规是最基本的血液检验，通过观察细胞数量变化及形态分布，判断疾病，是医生诊断病情的常用辅助检查手段之一
	肝功（谷丙转氨酶、谷草转氨酶、γ-谷氨酰转肽酶、碱性磷酸酶、乳酸脱氢酶、总蛋白、白蛋白、球蛋白、总胆红素、直接胆红素、间接胆红素）	通过各种生化试验方法检测与肝脏功能代谢有关的各项指标，以反映肝脏功能基本状况的检查

检测项目	检测内容	检测目的
血常规及血液生化检查	血脂（总胆固醇、甘油三酯、高密度脂蛋白胆固醇、低密度脂蛋白胆固醇、α-脂蛋白）	测定血清中血脂含量，它们的增高或降低与动脉粥样硬化的形成有很大的关系，可以用于评价受检者的脂肪代谢水平和动脉粥样硬化性疾病的危险预测
	血同型半胱氨酸	血同型半胱氨酸增高会大幅增加冠心病、外周血管疾病及脑血管疾病的发病风险，预知动脉粥样硬化的危险性
B 超	肝、胆、脾、胰、肾（女性查妇科）	B 超可以清晰地显示各脏器及周围器官的各种断面像，作为一些脏器疾病的早期诊断
血液流变	全血比黏度、全血还原黏度、血浆黏度、红细胞电泳时间、血小板电泳时间、纤维蛋白原测定、血沉及红细胞变形能力等	反映由于血液成分变化，而带来的血液流动性、凝滞性和血液黏度的变化，对于预测脑血管疾病有重大意义

六、肥胖合并骨质疏松的管理

1. 临床治疗

（1）骨质疏松的临床诊断标准。

通常基于双能 X 线吸收测定法（DXA）的测量结果，对于

不同人群判断标准有两类:

①绝经后女性、50 岁及以上男性。

骨密度水平判定以 T- 值表示,具体标准如下:

正常: $-1 \leq$ T- 值 $\leq +1$;

低骨量: $-2.5 <$ T- 值 < -1.0;

骨质疏松: T- 值 ≤ -2.5

②儿童、绝经前女性和 50 岁以下男性。

其骨密度水平的判断用 Z- 值,将 Z- 值 ≤ -2.0 视为"低于同年龄段预期范围"或低骨量。

（2）骨质疏松的分型。

无机质减少型:骨组织有机质（如骨胶原蛋白、蛋白多糖等）正常,但钙、镁、磷等无机质缺乏,进而出现骨质软化、变形,可表现为 O 型腿、X 型腿、方颅等。多见于儿童、青少年,骨折的风险较低。

有机质减少型:骨组织中的骨胶原蛋白、蛋白多糖等有机质成分减少,而有机质的减少,同时会影响无机质的沉积,导致骨组织中的无机质缺乏。多见于中老年、绝经后女性,骨折的风险较高。

（3）骨质疏松的临床治疗。

补充钙剂和维生素 D:如骨化三醇,是维生素 D3 的最重要活性代谢产物之一,可以促进肠道对钙的吸收并调节骨的矿化。

二磷酸盐:如阿伦磷酸钠是骨代谢调节剂,能抑制破骨细胞活性,从而起到抑制骨吸收的作用。临床上用于绝经后妇女骨质疏松症的治疗。

激素受体调节剂：如盐酸雷洛昔芬，是一种雌激素受体的调节剂，可以调节体内雌激素水平。主要用于预防和治疗绝经后妇女的骨质疏松症。

降钙素：降钙素是调节钙代谢、抑制甲状旁腺素的激素之一，可以降低高周转性骨病的骨钙丢失。

甲状旁腺素：甲状旁腺素可以调节人体内钙和磷的代谢，促使血钙水平升高，血磷水平下降，PTH（1-34）促使血浆钙离子浓度升高。

2. 康复管理

（1）饮食管理。

合并骨质疏松的肥胖患者在遵循肥胖康复的饮食管理的基础上，要增加富含优质蛋白、维生素 C、维生素 AD 以及矿物质钙、镁的食物的摄入，以满足骨质疏松康复所需要的营养物质。同时要改掉不良的饮食习惯，如过量饮酒，喝咖啡、浓茶、碳酸饮料等。

（2）营养管理。

在饮食管理的基础上，可在专业人士的指导下进行营养补充剂的补充，如钙剂、维生素 AD 制剂、胶原蛋白等。

（3）运动管理。

合并骨质疏松的肥胖患者，发生骨折的风险相对较高，尤其是体重基数较大、中重度骨质疏松的人。因此不宜做关节负重较大、强度较高、较为激烈的运动，宜选择游泳、慢走、骑自行车、打太极拳等有氧运动。

（4）压力管理。

长期高压力会导致骨骼中矿物质、胶原蛋白、蛋白多糖等物质的分解与消耗，同时也会影响成骨细胞与破骨细胞的功能，进而影响骨代谢，因此对于合并骨质疏松的肥胖患者进行压力的管理也是非常重要的。

（5）脾胃管理。

脾胃不好、肠道菌群紊乱不仅可以导致矿物质、蛋白质等营养物质的消化吸收降低，同时肠源性的毒素进入人体也会影响骨的代谢，因此合并骨质疏松的肥胖患者也需要进行脾胃的管理。

（6）其他情况的管理。

如果其合并的骨质疏松与药物、甲状旁腺疾病等其他问题有关，那么就需要相应的治疗和管理，这里不做具体阐述。

（7）定期检查。

合并骨质疏松的肥胖患者应定期进行骨密度等相关检查，具体遵医嘱。

表32　肥胖合并骨质疏松的患者检查项目

检测项目	检测内容	检测目的
一般检查	身高、体重、血压等	判断体重是否标准、血压是否正常

检测项目	检测内容	检测目的
血常规及血液生化检查	血常规（红细胞计数、血红蛋白、白细胞计数、血小板、淋巴细胞、中性粒细胞、单核细胞、嗜酸性粒细胞、嗜碱性粒细胞等）	血常规是最基本的血液检验，通过观察细胞数量变化及形态分布，判断疾病，是医生诊断病情的常用辅助检查手段之一
	肝功（谷丙转氨酶、谷草转氨酶、谷氨酰胺转肽酶、总胆红素、直接胆红素、间接胆红素）	通过各种生化试验方法检测与肝脏功能代谢有关的各项指标，以反映肝脏功能基本状况的检查
	肾功（血尿素氮、血肌酐、血尿酸）	肾功能检查可以早期发现肾脏病，并且可了解肾脏受损的部位和程度，有助于诊断和指导治疗
	空腹血糖	测定血清中血糖含量，判断受检者的糖代谢水平以及是否有高血糖或糖尿病风险
	血脂（总胆固醇、甘油三酯、高密度脂蛋白胆固醇、低密度脂蛋白胆固醇、α－脂蛋白）	测定血清中血脂含量，它们的增高或降低与动脉粥样硬化的形成有很大的关系，可以用于评价受检者的脂肪代谢水平和动脉粥样硬化性疾病的危险预测

检测项目	检测内容	检测目的
血液生化检查	血离子（钠、钾、钙、镁、锌、铜等离子）	血液离子的升高或降低对身体健康有重要的影响，判断身体是否有电解质紊乱及其引起的疾病
骨密度	骨密度全称是骨骼矿物质密度，是骨骼强度的一个重要指标	骨密度是骨质量的一个重要标志，反映骨质疏松程度，预测骨折危险性的重要依据
骨骼CT 片	根据患病位置决定检测部位	通过 CT 成像可以清楚看到患病部位的组织结构，为治疗提供依据

第六章 常见问题解析

一、每个月该减多少斤?

首先,要明确的是,我们减肥真正要减掉的是人体多余的脂肪,那么我们一个月可以减多少脂肪呢?

我们举个极端的例子:一名女性每日需要 1800 kcal 的能量,而她采用 30 日禁食的方法来减肥,那么她一个月可以减多少脂肪呢?

分析:这名女性每日没有任何能量摄入,而身体所需的 1800 kcal 的能量全部来自体内自我能量物质的分解,我们假设体内分解的能量物质全部都是脂肪。我们知道 1 g 脂肪完全分解释放的能量为 9 kcal,那么她每日消耗的脂肪为 $1800 \div 9 = 200$ g,一个月是 $200 \times 30 = 6000$ g,也就是 6 kg。

通过这个例子,我们可以看出,即使这个人 30 日不吃饭,没有任何能量摄入而且人体需要的能量完全是脂肪提供的,也就是分解的全是脂肪,也不过才消耗 6 kg 的脂肪。

这里我们要指出的是,现实情况下,没有人可以做到 30 日不吃饭,因为人体在 15 ~ 20 日不进食的情况下,就可能会死亡。

接下来,我们了解一下人体在不同状态下,三大能量物质的供能百分比。

人体在休息的状态，其能量主要来源为脂肪（占 60%），第二是糖份（占 35%），第三是蛋白质（占 2-5%）。

人体轻-中身体活动的状态下，其能量的主要来源是脂肪（占 55%）第二是糖分（占 40%），第三是蛋白质（占 2-5%）。

人体在高强度冲刺运动的状态下，其主要能量来源为糖分（占 95%）第二是脂肪（占 3%），第三是蛋白质（占 2%）。

人体在高强度耐力运动的状态下，其主要能量来源为糖分（占 70%）第二是脂肪（占 15%），第三是蛋白质（占 5-8%）。

通过这四种状态的了解，我们可以发现人体无论在任何状态下，都是三大能量物质来同时供能的，也就是说不会出现只是靠脂肪来供能：而且要特别说明的是，以上是三大能量物质能量供应的占比，并不是消耗重量的占比，也就是能量供应占比多不等于消耗的克数多。比如：一个人在休息状态下消耗了 500 kcal 的能量，脂肪能量为 60%，也就是消耗脂肪 $500 \times 60\% \div 9 \approx 33$ g，糖能量为 35%，也就是消耗糖 $500 \times 35\% \div 4 \approx 44$ g。我们可以看出在休息的状态下虽然脂肪供能占比高，但实际上消耗的量却是糖最多。这也说明人体无论在任何状态下，为人体供能的主要物质是糖。

由此可知，人体是不能在一个月内减少 6 kg 的脂肪的（除了抽脂手术外）。

但是我们会经常听到或看到，某某人一日减了 1 kg，一周就减了 4 kg，一个月就减了 10 kg，那这是怎么回事呢？

体重下降 10 kg 不等于脂肪减少 10 kg，因为人的体重不仅仅是脂肪决定的，普通成年人体重的组成成分是：水约占 55%、脂肪约占 20%、蛋白质约占 20%、无机盐约占 5%、肠道积便约占 2%。

由此可知，人体的体重主要是由水份，脂肪，蛋白质，无机盐，积便等共同组成的，而其中水分的占比是最高的。而无论人体中无论哪一种成分减少，都可以导致体重的降低。

而快速降低体重的方式就是减水分、减积便。

因此，体重在短时间内快速下降，其减少的主要成分不是脂肪，更多的是水分、积便，甚至会消耗一定量的蛋白质和其他营养物质。而这样也会对健康和生命带来威胁。

那么一个月应该减重多少，同时又不会给身体健康带来危害呢？

一般情况下，每周 0.5 ~ 1 kg 为宜，一个月也就是 2 ~ 4 kg，当然对于体重基数较大的人，减低的数额会更多一些，但总体每月体重下降不宜超过总体重的 5%。举例：一个 100 kg 体重男性，一个月体重下降不宜超过 200×5%=5 kg。

二、什么是平台期？

平台期也被称为体重停滞期或瓶颈期，就是体重在一段时间减轻后不再降低，甚至出现回升。

相信对于这种情况几乎所有减过肥的人都出现过，甚至很多人也因此放弃继续减肥。

那么平台期到底是怎么回事？出现这样的现象正常吗？又该

如何应对呢？

我们知道减肥需要降低能量的摄入，即每日摄入的能量是低于人体每日所需要的能量的，在这种情况下人体靠"自己吃自己"的方式，即分解自身的能量物质来弥补能量的空缺，因此，我们在减肥初期会感觉体重下降得比较明显。但是当我们长期的能量摄入低于人体需要时，我们人体就会做出保护性措施，如增强肠道能量物质的吸收、降低甲状腺素激素分泌等，进而引起能量物质吸收增加，基础代谢降低，致使体重不降低。也就是说人体为了保护自己，建立了一个新的能量平衡状态。

可以说，在科学合理的减肥情况下，出现平台期，属于正常现象，是人体正常的生理调节导致的。

但是很多减肥人群出现的"平台期"却是假平台期、异常平台期，甚至是病态平台期。

接下来，我们阐述一下导致非正常生理性平台期的原因：

（1）假减肥。

前面我们讲述了，减体重不等于真减肥，而真正的减肥是减脂肪。有些减肥方式是通过减肠道内的积便、减体内的水分来起到减体重的作用，这种就属于假减肥。

减积便确实可以起到快速降低体重的情况，因为我们成年人大部分肠道中都会有 2.5 ～ 5 kg 的积便，甚至有些人可达到 7.5 ～ 10 kg。为什么会这样呢？我们每个人每日都要吃三顿饭，总量可以达到数 kg，而人每日排便也就 1 ～ 2 次，有些人每 2 日排一次便，便秘的人甚至 3 ～ 4 日或更长时间才排一次便，自然我们人体内就会存留一定的食物残渣或宿便了。

因此，通过排积便的方式确实可以快速降低体重，但这根本就不是减脂肪，一旦当积便排出来了，体重也就不再降低了。这种就是所谓"假减肥"和"假平台期"。

减水分也同样可以快速降低体重，比如用利尿剂、汗蒸、大量运动、拉肚子、限制饮水等方式都可以让人体的水分过度消耗和流失，可以一次性降低体重 1 ～ 1.5 kg，而人们看到这种结果的时候会非常欣喜，认为这种方法减肥很快、很好，殊不知这根本就是假减肥。

但是我们人体是不准许水分过低的，因为水分过低会引发生命危险，人不进水 7 ～ 10 日是会死亡的。

因此，通过脱水来降低体重是有限的，而一旦喝水，体重就会上升，所以这也是"假平台期"。

（2）乱减肥。

所谓"乱减肥"，是指应用非科学的方法来减肥或未在专业人士的指导下进行减肥。

目前在市场上存在着非常多的减肥产品和减肥方法，但是很多商家或个人并非是在专业的基础上进行营销和服务。比如：有些商家把应用于临床肥胖治疗的方法盲目地在市场上宣传和推广，如低碳高升酮减肥法、高蛋白减肥法、断食法、禁食法等，但是却无法提供真正专业的指导和服务。

通过对肥胖临床治疗内容的了解，我们知道临床治疗的方法是必须在临床医生或（和）临床营养师对患者明确诊断的前提下，明确适宜人群和不宜人群，进行选择性应用的，同时在治疗过程中也是需要对患者的各种身体状况和生理指标进行密切监测的。只有这样才能保证患者的身体健康。

再有就是很多人自己盲目减肥，比如节食、禁食、大量运动等。

虽然很多的产品和方法确实能够起到一定的减肥作用，但是如果不在专业人士的指导下或自己不专业的情况下进行盲目应用就会对我们的健康甚至生命造成危害。

而其中所谓"平台期"的出现，也有可能是身体健康出现问题而导致的。

如：盲目的减肥导致身体营养物质缺乏（蛋白质、维生素 B 族、钙、铁、锌等）、内分泌失调（甲状腺激素分泌降低、糖皮质激素增加等），甚至是疾病（甲减、甲亢、甲癌、肾上腺功能亢进、肾上腺功能减退、肾上腺瘤等），进而导致人体基础代谢明显下降、能量代谢异常、脂肪合成和分解的障碍、体内"废水"增加等问题的出现，这样就出现了体重难以降低或回升的情况。而这种"平台期"就是异常平台期或病态平台期。

其实当这种平台期出现的时候是在提醒我们，我们的身体健康出现了问题，我们应该及时地进行调整或治疗，但是很多人或商家无法区分是正常平台期还是异常平台期的，甚至会通过进一步降低能量的摄入，增加运动能量的消耗来突破所谓"体重瓶颈"。殊不知，这样下去会给身体造成更大的伤害，甚至带来生命的危险。

在现实情况中，每年都有大量的人因盲目减肥而出现健康问题或疾病，这也是国家为什么下大力度去整顿和管理减肥市场的原因。

（3）非减肥因素。

非减肥因素也可以导致人体体重不降低或回升，比如：在女性生理期期间，体内激素的变化，经血的产生，会引起肾脏对水分的排泄降低，致使体重不降低或有所上升。这种情况其实不属于真正的减肥平台期，也不属于异常的平台期，而是正常的生理现象。这在女性减肥过程中是非常常见的。

当然有些身体疾病也同样会导致体重不降低或回升的情况，比如肾脏疾病、内分泌系统的疾病，都可以导致能量代谢异常、水分排泄减少的情况，进而影响体重。

综上所述，在减肥期间出现的体重不降低或回升并不一定是正常的生理性平台期，这种情况出现时必须及时咨询专业人士，以进行调整或接受治疗，切不可私自或在非专业人士的指导下盲目进行调整。

那么对于正常的生理性平台期，我们该如何应对呢？

（1）调节饮食和能量摄入。

在饮食管理的基础上，增加一些低脂含优质蛋白的食物摄入，多吃一点蔬菜和水果，能量每日可增加 300 ~ 500 kcal。

（2）运动调整。

适当增加运动时间，或适当提高运动量，或增加一些抗阻运动，以提高人体能量代谢。

（3）补充营养物质。

适量地增加优质蛋白、维生素及矿物质等营养物质，以维持人体正常的物质代谢和能量代谢。

为什么要这么调整呢？

打破人体重新建立的能量平衡状态，我们在饮食上增加了营养和能量摄入，运动上增加了能量消耗，这就是在帮助人体解除危机，增强基础代谢和能量代谢，进而让脂肪继续消耗，体重继续下降。

那么需要多长时间会突破平台期呢？

在科学的肥胖管理下，一般平台期的突破时间是比较短的，大概 1 ～ 2 周。而由于非科学的减肥导致的异常平台期或病态平台期，必须要在专业人士的指导下进行调整或治疗，一般所需要的时间就比较长，有的人可能需要几个月的时间。

三、如何看待减肥乱象？

我们已经知道肥胖属于多因素引发的慢性代谢性疾病，也是营养不良性疾病，而对于疾病首先需要明确诊断，包括病因、病机、病况、病果等，然后才能进行有针对性的、个体化的治疗和管理，也就是说肥胖的管理属于医学行为，就像高血压、糖尿病一样，必须要在明确的诊断以后，才能进行有针对性的治疗和管理。

但是有的人在没有任何专业知识的情况下自己给自己减肥，有的人是在非专业机构、非专业人士的指导下进行非医学行为的减肥，这带来的后果就是威胁人们的健康和生命，这就是所谓"减肥乱象"。

为什么会出现这样的"减肥乱象"呢？

究其根本原因就是大众对肥胖的认知不足，普遍缺乏全面、科学、专业的知识和技能。我们知道市场是由供需关系所决定的，需求决定供应，但是错误的需求就会导致错误的市场供应。比如很多人都希望快速减肥，甚至一夜暴瘦，而这样的需求，就会让市场供应上朝"快"的方向发展，让市场脱离科学、专业的方向发展。也就是说减肥市场是由消费者决定的，只有消费者有了对肥胖正确的认识，才会彻底改变减肥乱象，当然这也离不开国家的整顿与管理。

四、如何减肥不反弹？

什么是减肥反弹？减肥反弹也称复胖，指的是人体在瘦下来一段时间后脂肪组织和体重再次增加。

怎么做才能不反弹呢？

第一，建立正确的认识，科学、全面地认识肥胖。

第二，选择科学的方式进行肥胖管理，真正做到"消因去果"，而错误的减肥方法不仅容易反弹，而且还会危及健康。

第三，掌控能量，无论什么类型的肥胖，都与能量的摄入与消耗有关，因此我们只有掌控能量，才能掌控肥胖。

第四，建立良好的生活方式，肥胖与我们的饮食、运动、心态等生活方式密切相关，所以我们要想不反弹，就需要建立正确的生活方式。

第五，自我管理，人的脂肪含量与体重都是处于动态变化中的，而我们要利用自己掌握的知识和技能，进行定期的自我体重管理。比如：一个月做一次自我体重管理。

五、如何看待和选择减肥产品？

目前，市场上的减肥产品琳琅满目，各种减肥产品的宣传铺天盖地。我们该如何理性地看待和选择呢？

首先，我们要明确一个事实，目前全世界范围内没有任何一款针对减肥的特效药，即直接降低人体脂肪细胞内脂肪的药物或产品。也就是说无论是什么减肥产品，起到的都是间接或辅助性的作用。

而市场上也存在很多的"假"减肥产品，所谓"假"减肥产品是指通过降低人体水分、积便等非脂肪成分而降低人体体重的产品。如：让人增加排尿量、排汗量、导泻的产品。

那么所谓对降低脂肪起到间接或辅助作用的减肥产品的作用又是什么呢？

接下来，我们就了解一下其原理和作用：

抑制或阻断肠吸收类：通过阻断或抑制脂肪及糖分的吸收来降低能量摄入。

增加饱腹感类：通过胃肠道填充，延缓胃肠排空时间而增加饱腹感，进而降低食量，减少能量摄入。

抑制食欲类：通过降低饥饿中枢兴奋性来降低食欲。

提高能量代谢类：通过增强人体能量代谢，促进人体能量消耗。

辅助脂代谢类：通过添加辅酶、肉碱及一些植物化学物来辅助脂肪代谢。

中药类：通过健脾胃、祛痰湿、补中益气等方法，调节人体功能、促进人体代谢。

外用类：产品成分通过皮肤或特定穴位进行吸收，进而起到抑制食欲、活血化瘀、促进代谢的作用。但一般外用产品的效果都有限。

由此可知，虽然不同的减肥产品都有着一定的作用，但是却没有任何一种产品可以直接将脂肪细胞内的脂肪降低，更不可能起到让肥胖康复的效果。还有一点不能忽视的是，很多的减肥产品和药物会给人体带来一定程度的副作用或伤害。因此，我们切不可私自或在非专业人士指导的情况下，盲目应用减肥产品。

那么我们又该如何选择减肥产品呢？

通过前面几章内容的阐述，大家已经知道了，肥胖是由多种因素引起的慢性病，而肥胖的康复是需要在专业人士的指导下进行系统性的管理才能实现的。任何产品也只不过是工具，而工具的选择和使用也同样是离不开专业人士指导的。

第 二 部 分

肥胖康复
实操技能

肥胖属于慢性病，肥胖康复属于医学行为，需遵照慢性病康复医学的流程和标准进行康复管理，详见下图。

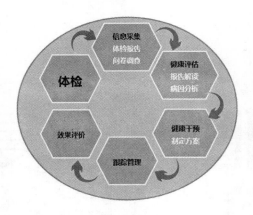

图6　肥胖康复的流程

具体步骤：

第一步，信息采集：主要是通过问卷调查、体检报告、医疗服务记录表单获取肥胖患者准确、全面的信息。

第二步，分析评估：根据肥胖患者的信息，对其肥胖的病因、病机、病况、合并的慢性病及其他健康状况进行分析和评估。

第三步，制订方案：制订个性化的饮食、营养、运动、压力等康复管理方案。

第四步，跟踪管理：对肥胖患者进行全程的指导与管理，以达成阶段性和最终的康复目标。

第五步，效果评价：定期对肥胖患者的康复情况进行效果评价，以及时地调整管理方案。

第一章 信息采集

信息采集是肥胖康复的第一步，也是至关重要的一步，因为只有全面、准确地获取肥胖患者的信息，才能做出准确的分析评估和制订精准的肥胖康复方案，才能保证肥胖康复的效果。

技能要求：

第一，掌握调查问卷的选择或制订。

第二，掌握调查问卷的采集方法。

第三，掌握健康体检项目的选择。

第四，掌握体格检查的方法。

第五，掌握常规体检报告的解读。

一、调查问卷的选择与制订

学会选择和制订适合肥胖患者的调查问卷，是必须掌握的技能。

1. 调查问卷的内容

其内容应包括基本信息、体格测量、疾病史、身体症状表现、女性健康、男性健康、生活方式等信息。

表 33　调查问卷（参考）

编码：

基本信息			
姓名		年龄	
性别		民族	
职业		婚姻	
子女		常住地	
联系方式		E-mail	
近期体检时间			

体格测量			
身高		体重	
BMI		腰围	
臀围		腰臀比	
体脂率			

疾病史			
个人疾病史			
2型糖尿病○高血压○ 高尿酸○ 高脂血○ 脂肪肝○胆结石○ 骨质疏松○骨关节炎○ 冠心病○脑卒中○ 其他疾病	诊断时间		用药名称	
	诊断时间		用药名称	
	诊断时间		用药名称	
	诊断时间		用药名称	

疾病史				
家族疾病史				
病史		亲属		
病史		亲属		
病史		亲属		
过敏史，过敏物				

您的身体表现	
皮肤	干痒○ 发白○ 发黑○ 发青○ 发黄○ 毛孔粗大○ 无光泽○ 松弛○ 斑○ 痘○ 水肿○ 潮红○ 皮炎○ 面部红血丝○ 部位
眼睛	干涩○ 发红○ 视物模糊○ 畏光流泪○ 暗适应力能力差○
眼睑	黑眼圈○ 水肿○ 下垂○ 脂肪粒○
口腔	口干○ 易溃疡○ 有异味○
口唇	红润○ 发紫○ 苍白○ 口角炎○ 干裂○
牙龈	出血○ 肿胀○ 溢脓○
牙齿	松动○ 脱落○ 龋齿○
头发	发干○ 断发○ 脱发○ 头皮屑○ 出油○
鼻子	鼻干○ 鼻痒○ 鼻易出血○
指甲	白点○ 易断○ 竖纹○ 凹凸不平○
头痛	跳痛○ 压迫痛○ 火烧样痛○ 头皮痛○ 头痛部位

续表

您的身体表现	
四肢	关节炎○ 手脚易抽筋○ 易酸痛○ 易麻木○ 静脉曲张○ 手脚易凉○ 手脚易热○ 易出汗○
情绪	冷淡、不感兴趣○ 易怒、发火○ 易兴奋烦躁、焦虑不安○
胃肠	胀气○ 打嗝○ 饭前胃痛○ 饭后胃痛○ 腹痛○ 嗳气○ 反酸○ 呕吐○ 恶心○ 食欲不振○
大便	干结○ 不成形○ 便血○ 黏腻○ 腹泻○ 痔疮○ 肛门有灼烧感○
排便次数　　次　天 / 排便颜色　　气味	
其他身体表现：体位性晕眩○ 易感冒○	

女性健康	
	贫血○ 尿道炎○ 阴道炎○ 子宫肌瘤○ 卵巢囊肿○ 乳腺增生 / 结节○ 不孕症○ 更年期综合○
月经	量多○ 量少○ 色深○ 色淡○ 痛经○ 血块○ 月经不规律○ 行经天数 _____ 分泌物 _____。
男性健康	
前列腺	（炎症○ 增生○ 钙化○） 尿频○ 尿急○ 尿不尽○ 性功能障碍○ 不育症○

表34 生活方式调查表

您的过往生活方式	
睡眠情况	通常睡眠时间 　　至　　 ，多久入睡 　　分钟； 是否起夜：　　，是否午休 休息时间 　　； 睡眠质量：易醒 多梦 睡不醒、醒后疲惫、易累 打鼾； 是否起床快，晨起身体轻盈，精神好 　　　。
吸烟史	您平均每日吸烟量约为 ＿＿＿＿＿＿ 支； 您开始吸烟的年龄为 ＿＿＿＿＿＿ 岁； 您开始戒烟的年龄为 ＿＿＿＿＿＿ 岁； 有无被动吸烟 ＿＿＿＿＿＿ 。
饮酒情况	红酒 ＿＿＿＿＿＿ 次/周，＿＿＿＿＿mL/次； 黄酒 ＿＿＿＿＿＿ 次/周，＿＿＿＿＿mL/次； 啤酒 ＿＿＿＿＿＿ 次/周，＿＿＿＿＿mL/次； 白酒 ＿＿＿＿＿＿ 次/周，＿＿＿＿＿mL/次； 是否易醉 ＿＿＿＿＿ ，饮完酒肤色变化为 ＿＿＿＿＿ 。
是否食用保健品 ＿＿＿＿＿ ，产品名称及针对症状 ＿＿＿＿＿＿＿＿＿＿＿ 。	

您的运动情况
重体力活动（如搬运重物、赛跑、游泳或长时间健身操等），其他 ， 　　次/周　分钟/次。
中等强度体力活动（如骑自行车、乒乓球、羽毛球、交谊舞等），其他　　， 　　次/周　分钟/次。
步行运动（包括散步、您工作和出行时的步行等），其他 　　　， 次/周　分钟/次。
如运动会选择哪些运动方式 　　　　；　您每日处于静坐状态的时间约为　h。

您的运动情况
您的工作、生活环境
轻松愉悦○　紧张、压抑○　　地下 ○　低温环境○　　高温环境○ 其他　　　　　　　。
您认为室内的空气存在污染情况吗?（如装修、新家具等）是○　否 ○　　其他　　　　　　　。
您的心理评估
您自我感觉精神压力大小　　　　　　，精神压力的来源　　　　　　。
您是否易兴奋紧张、心跳速度加快? 是○　否○　　您平时一点点动静 或声音就容易受惊吓吗? 是○ 否○

表 35　膳食调查表

您的饮食习惯
粗粮摄入情况: 次数　　　/ 周，　　　g/ 次，食物种类:　　　　　。
蛋类摄入情况: 次数　　　/ 周，　　　g/ 次，食物种类:　　　　　。
动物内脏摄入: 次数　　　/ 周，　　　g/ 次，食物种类:　　　　　。
奶及奶制品: 次数　　　/ 周，　　　g/ 次，食物种类:　　　　　。
坚果类摄入: 次数　　　/ 周，　　　g/ 次，食物种类:　　　　　。
豆制品摄入: 次数　　　/ 周，　　　g/ 次，食物种类:　　　　　。
常吃肉类: 次数　　　/ 周，　　　g/ 次，食物种类:　　　　　。
蔬菜菌藻类: 蔬菜　　　种 /d，菌类○ 藻类○ 食物种类:　　　　　。

您的饮食习惯
水果摄入情况：次数　　／周，　　g/次，食物种类：　　　　　。
腌渍食品：次数　　／周，　　g/次，食物种类：　　　　　。
油炸食品：次数　　／周，　　g/次，食物种类：　　　　　。
饮用水种类：矿泉水○　白开水○　纯净水○　茶水○　饮料○（可多选） 其他　　，　　mL/d。
食用油种类：动物油○　大豆油○　花生油○　玉米油○　调和油○　色拉油 ○　橄榄油○　其他　　，　　mL/d。
调味品种类：味精○　鸡精○　酱油○　蚝油○　芥末○　辣椒油○ 其他　　　　。
饮食口味：偏咸○　　偏辣○　　偏甜○　　清淡○　　油腻○
烹饪方法：煮○　　蒸○　　炒○　　煎○　　炸○　其他
过敏食物：　　　　　　　　　　　　　　　　。
您的三餐习惯
早餐习惯：早餐是否在家用餐：每日○　经常○　从不○　用餐时间 在外用餐次数　　／周。
午餐习惯：午餐是否在家用餐：每日○　经常○　从不○　用餐时间 在外用餐次数　　／周。
晚餐习惯：晚餐是否在家用餐：每日○　经常○　从不○　用餐时间 在外用餐次数　　／周。
宵夜习惯：宵夜是否在家用餐：每日○　经常○　从不○　用餐时间 在外用餐次数　　／周。
加餐习惯：三餐外是否加餐：每日○　经常○　从不○　加餐食物： 加餐时间　　次数　　／周。

填写人：_____ 填写时间：_____ 联系电话：_____

填写要求：_____

①用钢笔或水性笔进行填写，字迹工整，清晰。

②必须与患者面对面问询，由专业人员进行填写，不得让患者自行填写。

③符合的在○打对钩，在　中填写具体内容。

④注明填写人、填写时间和填写人联系方式。

2. 调查问卷重点内容的解析

（1）**问卷编码**。

对此份问卷的存档与识别编码。

（2）**基本信息**。

年龄、性别：体脂率、人体代谢情况等与其相关。

职业：有助于了解其压力、体力活动等情况。

常驻地：有助于了解其饮食结构、习惯和生活方式等情况。

近期体检报告：了解其近期的身体健康状况。

（3）**体格测量**。

身高、体重、BMI：有助于初步判断患者的肥胖程度。

腰围、腰臀比：有助于了解其脂肪的分布情况，以及对向心性肥胖及程度的判断。

个人疾病史、用药情况：了解患者目前所患有的疾病，同时有助于了解其肥胖与其疾病和药物的关系（判断是否有疾病及医源性肥胖）。

家族病史：了解所患疾病与基因遗传的关系。

过敏食物及药物：有助于对肥胖康复的饮食及用药指导。

（4）身体表现。

通过对其身体表现的了解，有助于综合性的了解其营养状况、脾胃状况、机体功能状态及能量代谢情况的了解。这些因素即与肥胖的发生发展相关，也是与肥胖的康复相关。

●皮肤表现。

发白：可与贫血、血液循环慢、甲减等因素有关。

发青／发黑：可与血管壁太薄、血瘀、皮下出血等因素有关。

干痒／发黄／无光泽：可与喝水少、地区原因、主食摄入少、透明质酸缺乏等因素有关。

毛孔粗大：可与油脂分泌过多、肠道菌群紊乱等因素有关。

皮肤松弛：可与胶原蛋白、弹性蛋白缺乏等因素有关。

斑：可与维生素 E 缺乏、脂肪氧化形成脂褐素、黑素合成过多等因素有关。

痘痘：可与毛囊角化、压力、内分泌失调、肠道菌群紊乱等因素有关。

水肿：可与蛋白质缺乏、肝脏疾病、肾脏疾病、心脏疾病、过敏、痰湿等因素有关。

潮红：可与温度、激素、烟酸过多等因素有关。

面部红血丝：可与高原环境、角质层薄、血管扩张等因素有关。

皮炎：可与细菌、真菌感染，B 族微生素缺乏，肠道菌群紊乱等因素有关。

色素沉着：可与年龄、内分泌失调、压力大等因素有关。

●眼睛。

干涩、夜盲：可与维生素 A 缺乏、眼底动脉硬化等因素有关。

发红：可与结膜炎、休息不好、出血等因素有关。

视物模糊、花眼：可与维生素 E 缺乏、眼底黄斑变性等因素有关。

畏光流泪：可与角膜、结膜炎、维生素 B_2 缺乏等因素有关。

视力下降：可与年龄，电脑、电视、手机屏幕刺激，姿势不正确等因素有关。

●眼睑。

黑眼圈：可与熬夜、血液循环慢、毛细血管脆性增加等因素有关。

水肿：可与肾脏疾病、熬夜、睡姿等因素有关。

下垂：可与胶原组织减少等因素有关。

脂肪粒：可与肥胖、外涂油脂过多、清洁不好、脂代谢问题等因素有关。

●口唇。

红润：正常状态。

暗紫：可与血瘀、心脏问题、血压高等因素有关。

苍白：可与贫血、血液循环差等因素有关。

口角炎：可与维生素 B_2 缺乏、肠道菌群紊乱等因素有关。

干裂：可与维生素 B_2、维生素 A 缺乏、喝水少等因素有关。

●口腔。

口干：可与维生素 A 缺乏、血糖高、喝水少等因素有关。

溃疡：可与维生素 B$_2$、免疫力下降、口腔菌群紊乱等因素有关。

异味：可与口腔炎症、幽门螺旋杆菌感染、消化不良、肠道菌群紊乱等因素有关。

●牙龈。

出血：可与维生素 C 缺乏、牙龈炎症等因素有关。

肿胀、溢脓：可与口腔菌群紊乱、牙周炎、牙龈炎等因素有关。

●牙齿。

龋齿、松动、脱落：可与缺氟、缺钙、牙槽骨骨质疏松等因素有关。

●头发。

发干、断发：可与蛋白质缺乏、微量元素缺乏等因素有关。

脱发：可与压力、内分泌紊乱、蛋白质缺乏、毛囊炎、化疗药物等因素有关。

出油、头皮屑：可与内分泌失调，脂溢性皮炎，维生素 A、B 族维生素缺乏，肠道菌群紊乱等因素有关。

●鼻子。

鼻干、鼻痒：可与维生素 A 缺乏、水喝得少、炎症、过敏等因素有关。

鼻出血：可与鼻黏膜干燥、高温、压力、热性食物吃得多、维生素 C 缺乏、碰撞等因素有关。

●指甲。

易断：可与蛋白质、维生素、矿物质缺乏，感染等因素有关。

白点：可与钙、锌、锌等微量元素缺乏等因素有关。

竖纹、凹凸不平：可与血液循环不畅、营养供应不足等因素有关。

●头疼。

偏头痛、头皮痛：可与颈椎压迫、睡眠不足、浓烈气味（香水、油漆、二手烟）、女性雌激素紊乱等因素有关。

跳痛：可与神经兴奋性增高、颅内动静脉畸形、动脉瘤等因素有关。

火烧样痛、胀痛：可与血管痉挛、供氧不足等因素有关。

●四肢。

关节炎：可与氨糖硫酸软骨素缺乏、外伤、过量运动、受凉、痛风、风湿等因素有关。

手脚易抽筋：可与缺钙、镁，受凉等因素有关。

易酸痛：可与神经或血管压迫，运动量过大等因素有关。

易麻木：可与神经或血管压迫，供血不足等因素有关。

静脉曲张：可与长时间站立、肥胖、静脉炎症、血管硬化等因素有关。

手脚易凉：可与贫血、低血压、运动少、血供不足等因素有关。

手脚易热：可与钙、镁缺乏，内分泌紊乱，肠道菌群紊乱等因素有关。

易出汗：可与钙、镁缺乏，内分泌紊乱等因素有关。

●情绪、压力。

冷淡不感兴趣：可与压力、心理问题、神经功能减退、B 族维生素缺乏等因素有关。

易怒、生气：可与压力，神经功能紊乱，内分泌紊乱，钙、镁缺乏等因素有关。

易兴奋烦躁、焦虑不安：可与压力，神经功能紊乱，内分泌紊乱，钙、镁缺乏等因素有关。

●胃肠情况。

胃胀、腹胀、胀气：可与胃肠蠕动功能降低、胃肠功能紊乱、肠易激、肠道菌群紊乱及腹腔内脏器疾病（如胃肠炎、胆囊炎、胆管炎、胰腺炎、阑尾炎）等因素有关。

打嗝：可与消化不良、膈肌痉挛等因素有关。

饭前胃疼：可与胃炎、胃溃疡等因素有关。

饭后胃痛：可与十二指肠炎、溃疡等因素有关。

腹痛：可与腹腔炎症及压迫等因素有关。

嗳气：可与消化不良、胃肠动力不足等因素有关。

反酸：可与胃动力不足、胃炎、胃溃疡、胃酸分泌过多等因素有关。

呕吐：可与胃肠疾病、刺激性食物、内分泌失调等因素有关。

食欲减退：可与铁、锌缺乏，情绪低落，消化系统疾病等因素有关。

胃排空时间快，代谢旺盛：可与压力大、甲亢等因素有关。

大便不成形、黏马桶、颜色气味重：可与高蛋白、高油脂饮食过多，低膳食纤维，肠道菌群紊乱等因素有关。

便秘：可与喝水少、膳食纤维摄入少、肠蠕动慢、精神过度紧张、药物使用等因素有关。

便细：可与蛋白质缺乏、运动缺乏、肠道占位等因素有关。

便血：可与痔疮、消化道出血等因素有关。

●免疫力。

容易感冒：可与肠道菌群紊乱，蛋白质、维生素C、锌、铁缺乏等因素有关。

（5）**女性健康**。

贫血：可与蛋白质、铁、维生素C、维生素B族、维生素A缺乏，经血量大，消化出血等因素有关。

妇科炎症：可与阴道菌群紊乱、免疫力低、内分泌紊乱等因素有关。

子宫肌瘤、乳腺增生：可与压力、内分泌紊乱等因素有关。

痛经：可与阴道炎、宫颈炎、盆腔炎、钙镁缺乏、受凉、前列腺素分泌过多、盆腔器质性病变等因素有关。

经血量大：可与钙、维生素K、维生素C缺乏，雌激素水平过高，盆腔器质性病变等因素有关。

不孕症：可与内分泌紊乱、多囊卵巢综合征、维生素E缺乏、排卵障碍、输卵管异常、盆腔疾病等因素有关。

（6）**男性健康**。

前列腺增生：可与年龄、炎症刺激、久坐等因素有关。

性功能障碍：可与内分泌失调、情绪等因素有关。

不育症：可与精索静脉曲张、缺锌、促性腺激素合成或分泌功能障碍等因素有关。

（7）**睡眠情况**。

晚上 12 点以后入睡：可导致肝功能降低、疲乏、精力不集中等问题。

失眠：

多梦性失眠：可与维生素 B 族缺乏等因素有关。

易醒性失眠：对声、光是否敏感；交感神经兴奋，可与缺乏钙、镁有关。

顽固性失眠：与色氨酸、烟酸缺乏、褪黑素分泌减少等因素有关。

打鼾：可与肥胖，疲劳，舌头、咽喉、口腔根部（软腭）肌肉群松弛等因素有关。

吸烟史：了解吸烟的时间、烟龄、每日抽多少根。

饮酒情况：了解饮酒的时间、酒龄、饮酒习惯、喝什么酒、喝多少。

运动情况：了解其运动类型、运动强度、运动频次等情况。

工作和生活环境：了解其所在环境是否轻松愉悦、紧张压抑、低温、高温、是否存在装修污染。

（8）**心理评估**。

了解其心理状态、压力来源及对社会功能的影响。

（9）**饮食情况**。

谷类：了解其粗粮的摄入量，维生素 B 族、膳食纤维、糖的摄入量。

蛋类：了解其蛋白质摄入量。

奶及制品：了解其蛋白质、钙的摄入量。

豆制品：了解其蛋白质、钙的摄入量。

肉类：了解其脂肪（饱和脂肪）、蛋白质的摄入量。

豆类及制品：了解其蛋白质、钙的摄入量。

动物内脏：了解其胆固醇的摄入量。

坚果类：了解其脂肪（不饱和脂肪）的摄入量。

油炸、烧烤食品：了解其脂肪、致癌物等摄入量。

蔬菜、水果：了解其维生素、矿物质的摄入量。

腌制食品：了解其亚硝酸盐、钠的摄入量。

水：了解其喝的什么水，包括矿泉水、纯净水、自来水、果汁、汤、碳酸饮料、茶等，每日饮水量是多少。

钠：包括食盐、酱油、鸡精、味精等调味品食用量。

食用油：了解其烹调用油的量。

加工方法：煎、炸、烤、腌、熏的烹饪方法导致油、盐和致癌物比较多。油炸性食物会增加油脂的摄入量。

饮食口味：了解其饮食口味和偏好。

夜宵：夜宵会增加消化系统负担，增加能量摄入。

食物过敏：了解其过敏原和过敏类型。

（10）三**餐用餐习惯**。

就餐环境（饭店）：油、味精、盐的量容易摄入过多。

就餐时间：了解三餐的饮食规律和饮食规律。

通过对调查问卷内容的了解，我们可知，问卷的内容是系统和全面的，而不仅仅是针对肥胖。

那么为什么要这样呢？

整体观：肥胖是人体患的病，而人体是一个有机的整体，而脱离了整体去谈康复是不可能的。

多病因：导致肥胖的因素是多方面的，而只有通过系统性的信息采集才能明确肥胖的病因。病因不消除或抑制，肥胖也是不能康复的。

病果多：肥胖与人体多种疾病的发生及机体功能的失调相关，因此必须进行全面的信息采集，才能明确其关系。

综合管理：肥胖康复不仅是让肥胖病康复，同时也是让合并的慢性病进行逆转或康复，因此肥胖康复的管理是人体的整体管理和综合管理。

通过上述内容，相信大家已经明确了调查问卷的重要性，而且必须要熟练掌握调查问卷的选择与制订以及问卷调查的方式和方法。

（11）营养素自测表。

人体在营养物质缺乏时会出现相应的症状与疾病，而营养素自测表就是通过人体出现的症状和疾病，对人体所缺乏的营养物质状况进行初步的分析与判定。

但需注意的是营养自测表的结果不能作为营养物缺乏的最终判断标准，还需结合相应的临床诊断。

以下分别列出了各种营养素缺乏所造成的症状，目的是能够总体检视您个人的身体生理状况。其中列出的症状如果您经常发生或一直存在，请在右边的空格打上"√"。

注：很多症状在表中出现的频率不止一次，那是因为多种营养素的缺乏都可引起这种症状。

表36　各种营养元素缺乏造成的症状

维生素 A（β－胡萝卜素）			
缺乏精力、易疲劳、睡眠质量差		经常感冒	
眼睛干涩、眼睑肿胀		口腔溃疡愈合慢	
夜视能力差		唇和嘴角皲裂、易出血	
黑眼圈		经常有尿道或膀胱感染	
痤疮		经常有咽喉和肺部感染（尤指儿童）	
头皮屑、过量脱发		有鼻窦（鼻窦炎）问题	
过早、过多地出现皱纹		腹泻	
皮肤干燥、粗糙或呈鳞片状		食欲不振、胃口差	
色斑、黄褐斑或过早地出现老年斑		牙齿松动	
鸡皮肤		很难怀孕或易流产	

续表

维生素 C			
缺乏精力、易疲劳、睡眠质量差		频繁感染	
皱纹出现得过早、过多		每年有两次以上的感冒	
妊娠纹、肥胖纹		皮肤瘀血、瘀斑	
色斑、黄褐斑		伤口愈合很缓慢	
皮肤无光泽、无弹性、干燥、粗糙		过量脱发	
体重减轻		贫血、手脚发凉	
肿瘤		鼻易出血	
高胆固醇血症		轻微撞击易发生粉碎性骨折	
痛经、月经不调（经血量大）		骨质疏松	
眼睛经常出现红血丝		牙龈发炎、出血	
经常出现黑眼圈		吸烟或被动吸烟建议补充 VC	
维生素 E			
运动后很容易疲劳		心脏疾病	
过早出现花眼和白内障		色斑、黄褐斑	
性欲低下		皮肤缺乏弹性、缺乏光泽	

维生素 E		
不孕不育		毛孔粗大
脆弱软骨		过早、过多出现皱纹
静脉曲张		过早、过多的脱发现象
腿部血液循环不畅、手脚发凉		过早地出现老年斑
维生素 B$_1$		
心悸		胃疼
脚气病（全身性疾病，非脚气）		便秘
多梦易醒		肥胖或超重
烦躁、易怒、焦虑、抑郁		皮肤无弹性、无光泽
注意力不易集中，记忆力差		肌肉松弛
疲乏无力		月经不调、痛经
维生素 B$_2$		
眼睛易疲惫、灼痛、发痒、干涩		肥胖或超重
眼睛有血丝		头发过干或者过油
白内障		湿疹或皮炎
对亮光敏感		皮肤无弹性、无光泽

维生素 B$_2$			
反复出现口腔溃疡		指甲开裂、易断裂	
嘴角溃疡，嘴唇干裂		鼻子周围的皮肤异常油腻	
舌头疼痛，易出现"地图舌"		记忆力差、反应迟钝	
月经不调、痛经		偏头痛，头晕眼花	
烟酸			
记忆力差		肥胖	
缺乏精力		慢性皮肤炎、皮炎、湿疹、癞皮病	
烦躁、易怒、焦虑、抑郁		痴呆	
顽固性失眠		经常手脚发热或麻木	
头痛或者偏头痛		食欲下降	
嘴疮		恶心、呕吐、腹痛腹泻	
维生素 B$_6$			
抑郁或精神错乱		毛孔粗大	
缺乏精力、易疲劳		手指发痒、麻木或刺痛感	
月经不调、痛经		腰酸背痛腿抽筋	

维生素 B₆		
患有 PMS（经前期紧张综合征）		肌肉震颤、抽搐或痉挛	
怀孕期间容易恶心		易生病、免疫力差	
口臭		贫血、手脚发凉	

维生素 B₁₂		
烦躁、易怒、焦虑、抑郁		口腔对冷热过度敏感	
缺乏精力，感到疲劳		发质差	
梦多易醒		腿和手臂有刺痛感	
巨幼红细胞性贫血		肌肉松弛或疼痛	

叶酸		
记忆力差		湿疹、色斑、黄褐斑	
烦躁、易怒、焦虑、抑郁		过量脱发、少白头	
经常胃疼		嘴唇干裂	
高同型半胱氨酸血症		肾结石	
精神疲惫		胎儿神经管畸形、天生腭裂（如兔唇）	

辅酶 Q10		
经常感到疲劳		酒精肝	

辅酶 Q10			
皮肤老化、皱纹增加		脂肪肝	
帕金森症，震颤性麻痹		糖尿病	
老年痴呆		牙周炎	
心慌气短、心绞痛、早搏		牙龈出血	
心血管疾病		肿瘤、癌症	
脑血管疾病		正在服用他汀类药物建议补充 Q10	
硒			
易过敏		心血管疾病	
易感冒、抵抗力低		脑血管疾病	
咽炎		高血压	
囊性纤维化		头晕	
恶性肿瘤		提前衰老	
糖尿病		过早、过多地出现皱纹	
重金属中毒		过早地出现老年斑	
白内障		关节病、大骨节病	
眼花		儿童铅中毒建议补充硒	
钙			
睡眠障碍、难入睡易醒		骨质疏松	

钙			
盗汗		经常骨折	
易紧张激动、易怒		关节痛或者关节炎	
缺乏精力、易疲劳		月经不调（经血量大）、痛经	
高血压		牙齿松动、脱落、排列不紧密	
心血管疾病		龋齿	
脑血管疾病		过量脱发	
易过敏、划痕阳性		指甲变脆、易断	
早搏		有时会肌肉痉挛、震颤、抽搐	
头晕眼花		胸闷气短	
镁			
失眠、易醒、睡眠质量差		胃痉挛	
烦躁、易怒、焦虑、抑郁		牙齿不坚固、松动、脱落	
偏头痛或头疼、头晕眼花		便秘	
对压力很敏感，易紧张颤抖		高血压	
肾结石		各种类型的早搏	

镁			
肌肉无力、痉挛、抽搐		快速或者不规则的心跳	
神经抽搐（痉挛或惊厥）		心、脑血管疾病	
纤维肌痛综合征（典型表现：疼痛在身体部位之间移动）		妊高征	
		乳房敏感或肿胀	
铁			
贫血		手脚发凉	
头晕眼花		怕冷	
免疫力差		肤色苍白	
食欲不振或恶心		汤匙状和或垂直线的指甲	
牙齿松动		指甲软	
经血过少		发质差	
在更年期经常感觉疲劳或情绪低落冷落儿女		腿经常感到不适（刺痛、抽搐、痉挛、小腿麻木、极热或极冷）	
铬			
糖尿病		餐后血糖水平高	
经常口渴		反复低血糖或血糖波动	
喜欢吃糖和甜食		动脉硬化	
尿量多		过度出汗或者冒冷汗	

续表

铬			
易饿、经常需要多餐（频繁进食）		两手冰冷	
6h 没吃东西时，会感到头昏眼花、容易发怒		需要长时间睡眠，否则白天昏昏欲睡	

锌			
听觉、嗅觉不灵敏，味觉减退		生育障碍	
厌食或食欲不振		性功能低下	
异食癖		第二性征不明显	
铜中毒		痤疮或油性皮肤	
注意力不集中		皮肤干燥、粗糙、毛孔粗大	
有抑郁症的倾向		面色苍白	
过早白内障		头皮很薄很脆	
易过敏		过早、过多地脱发，头皮屑过多	
抵抗力差、频繁感染		头发枯黄、分叉、易折断	
伤口不易愈合，疤痕体质		指甲上有白点（两个以上）	

EPA、DHA（深海鱼油）			
记忆力或者学习能力减弱		高血压	
肥胖或超重		高脂血	
头发干燥或有头皮屑		高胆固醇血症	
乳房疼痛		心血管疾病	
乳腺增生		脑血管疾病	
经前综合征		吃营养素后口腔溃疡	
不孕不育		支气管哮喘	
尿蛋白		红斑狼疮	
高血糖		牛皮癣	
过度口渴或出汗		强直性脊柱炎	
脂肪肝		结缔组织病	
青光眼		反复皮炎、湿疹（耳后、鼻侧、头皮、手臂等部位，或关节炎）	
白内障			
益生菌			
睡眠障碍		痤疮	
尿道感染		肥胖或超重	
易过敏		肠道菌群失衡	
胃肠型感冒		便秘或肠炎、腹泻	
肠癌		高胆固醇血症	

膳食纤维			
食欲不振		肥胖或超重	
消化不良		痤疮	
龋齿、牙周病		高胆固醇血症	
口臭		缺血性心脏病	
糖尿病		动脉硬化	
胃胀、胃痉挛、胃灼热		胃癌	
肠癌		便秘	
肠绞痛		大便不成形	
肠梗阻		羊粪便	
胆结石		痔疮	
优质蛋白			
免疫力低		消化不良、腹泻	
伤口不易愈合		内脏下垂（如胃下垂）	
易困倦、乏力		肝腹水	
睡眠障碍		皮肤无弹性	
情绪不稳定、易怒		皮肤暗沉、发黄、无光、干燥	
动脉硬化		妊娠纹、断裂纹	
高血压		肌肉萎缩、松弛	

续表

优质蛋白			
高胆固醇血症		肥胖或超重	
贫血		下肢凹陷性水肿或全身水肿	
骨质疏松、易粉碎性骨折		指甲分叉、易断裂	
骨质增生、骨刺		毛发稀少、易脱落、易断	
生殖障碍		皮下瘀血	
女性月经障碍、月经不调、痛经		生长发育不良	

表 37 营养素缺乏自测归纳表

维生素 A（β-胡萝卜素）		硒	
维生素 C		钙	
维生素 E		镁	
维生素 B_1（硫胺素）		铁	
维生素 B_2（核黄素）		锌	
维生素 B_3（烟酸）		铬	

维生素 B_6		EPA、DHA（深海鱼油）	
维生素 B_{12}		膳食纤维	
叶酸		益生菌	
辅酶 Q10		优质蛋白	

填写人：　　　　填写时间：　　　　联系方式：

营养素自测表可由患者自行填写，但营养缺乏自测归纳表的内容（即营养物质缺乏的初步判定）需由专业人员来填写。

填写要求：

第一，用钢笔或水性笔进行填写，字迹工整、清晰。

第二，在符合症状表现或疾病后面的空白格中打钩。

第三，将营养缺乏情况汇总在营养缺乏自测归纳表中。

第四，注明填写人、填写时间和填写人联系方式。

二、体检信息

对于肥胖的康复，体检信息也是必须的和非常重要的。原因：

① 明确肥胖的分型及脂肪分布的情况。

② 明确是否是继发性肥胖（因疾病、药物、手术引发的肥胖）。

③ 明确合并的慢性病（如糖尿病、高尿酸、高血压等）及疾病的病情。

④ 明确是否伴随其他严重的疾病（如严重的胃肠疾病、严重的心脑血管疾病、癌症等）。

注：如果伴随严重疾病的肥胖患者需在严格遵循临床治疗的前提下，在专业人士的指导下进行肥胖的康复管理，以保证患者的生命安全，避免意外的发生。

1. 体检项目的选择

一般情况下，先进行问卷调查，然后再根据患者的身体情况来制订适合的体检项目，但要注意的是，调查问卷只是对患者情况的初步了解，因此在制订体检项目时也要结合其既往病史、治疗及用药情况，同时结合临床医生的诊疗建议。

肥胖患者的常规体检项目：

体格检查：身高、体重、腰围、臀围、血压、脉搏等。

血常规、尿常规检查、血生化检查（肝功能、肾功能、血脂、血糖、血尿酸等）。

超声检查：腹部超声（肝、胆、胰、脾、双肾）。

体成分检查：体脂率、蛋白率、水分率、内脏脂肪等。

肥胖患者的个体化体检项目：根据肥胖患者的具体情况来选择。

① 相关激素的检查：垂体、甲状腺、性腺、肾上腺等内分泌腺分泌的激素的检查。针对内分泌相关性肥胖。

②微量元素检查：针对营养不良导致的肥胖。

③脑神经递质的检查：针对压力、焦虑、抑郁相关性肥胖。

④胃肠相关性检查：消化酶、胃肠激素、胃肠镜等检查。针对痰湿型肥胖。

肥胖合并慢性病的相关检查项目：具体可参考肥胖合并常见慢性病的检查内容及遵从临床医生的诊疗意见。

2. 技能要求

掌握身高、体重、腰围和臀围的测量方法。

掌握常规体检报告的解读。

（1）身高测量方法。

受试者应当空腹、脱鞋、只穿轻薄的衣服。测量身高的量尺（最小刻度为1mm）应与地面垂直固定或贴在墙上。受试者直立，两脚后跟并拢靠近量尺，并将两肩及臀部也贴近量尺。测量人员用一个直角尺放在受试者的头顶，使直角的两个边一边靠紧量尺，另一边接近受试者的头皮，读取量尺上的读数，准确至1mm。每次测量身高最好连续测2次，间隔30秒。两次测量的结果应大致相同，身高计的误差不得超过0.5 cm。

（2）体重测量方法。

电子体重秤：根据使用说明，用前检验其工作状态、准确度和灵敏度打开电源开关；按下"启动"按键，显示屏上显示2次"8888"后，显示0.0，进入工作状态。受检者穿薄衣服、赤足，全身放松，自然站立在体重计量盘的中央保持身体平稳。待显示屏显示的数值稳定后，测量人员记录显示的数值。记录以千克（kg）为单位，精确到小数点后 1 位。测量误差不得超过 0.1 kg。

（3）腰围的测量方法。

让受试者直立，两脚分开 30 ~ 40 cm，用一个没有弹性、最小刻度为 1 mm 的软尺放在右侧腋中线髂骨上缘与第十二肋骨下缘连线的中点（通常是腰部的天然最窄部位），沿水平方向围绕腹部紧贴而不压迫皮肤，在正常呼气末测量腰围的长度，读数准确至 1 mm。

（4）臀围的测量方法。

让受试者两脚并拢直立，两臂自然下垂，用一个没有弹性、最小刻度为 1 mm 的软尺水平放在前面的耻骨联合和背后臀大肌最凸处，沿水平方向围绕臀部紧贴而不压迫皮肤，在正常呼气末测量腰围的长度，读数准确至 1 mm。

（5）血压的测量。

水银柱式血压计对于血压的测量是最准确的。

其正确的测量方法：

① 袖带的大小适合患者的上臂臂围，至少覆盖上臂的 2/3。

② 被测量者测量前 1 小时内应避免进行剧烈运动、进食、喝含咖啡的饮料、吸烟、服用影响血压的药物；精神放松，排空膀胱；至少安静休息 5 分钟。

③ 被测量者应坐于有靠背的坐椅上，裸露右上臂，上臂及血压计与心脏处同一水平。老年人、糖尿病患者及出现直立性低血

压情况者，应加测站立位血压。

④ 将袖带紧贴在被测者上臂，袖带下缘应在肘弯上 2.5 cm，用水银柱式血压计时将听诊器胸件置于肘窝肱动脉搏动明显处。

⑤ 在放气过程中仔细听取柯氏音，观察柯氏音第Ⅰ时相（第Ⅰ音）和第Ⅴ时相（消失音）。收缩压读数取柯氏音第Ⅰ音，舒张压读数取柯氏音第Ⅴ音。12 岁以下儿童，妊娠妇女，严重贫血、甲状腺功能亢进、主动脉关闭不全及柯氏音不消失者，以柯氏音第Ⅳ音（变音）作为舒张压读数。

⑥ 确定血压读数：所有读数均应以水银柱凸面的顶端为准；读数应取偶数；电子血压计以显示血压数据为准。

⑦ 应间隔 1 ~ 2 分钟重复测量，取两次读数平均值记录。如果收缩压或舒张压的两次读数相差 5 mmHg 以上应再次测量，以 3 次读数平均值作为测量结果。

3. 掌握常规体检报告的解读

（1）血常规。

表 38　血常规

项目	结果	单位	参考范围
红细胞计数（RBC）	4.47	10^9/L	3.68 ~ 5.13
血红蛋白（HGB）	123.0	g/L	113 ~ 151

项目	结果	单位	参考范围
红细胞压积（HCT）	0.39		0.34 ~ 0.45
平均红细胞体积（MCV）	86.60	fl	82.6 ~ 99.1
平均红细胞血红蛋白含量（MCH）	27.50	Pg	26.9 ~ 33.3
平均红细胞血红蛋白浓度（MCHC）	322	g/L	322 ~ 362
红细胞体积分布宽度变异系数（RDW-CV）	11.90	%	11 ~ 15.5
红细胞体积分布宽度标准差（RDW-SD）	36.40	fl	35 ~ 60
白细胞计数（WBC）	4.79	10^9/L	3.69 ~ 9.16
中性粒细胞比值（GRA）	0.388	l	0.5 ~ 0.7
中性粒细胞绝对值（GRAf）	1.860	110^9/L	2 ~ 7
淋巴细胞比值（LYM）	0.500	t	0.2 ~ 0.4

项目	结果	单位	参考范围
淋巴细胞绝对值（LYM#）	2.380	10^9/L	1 ~ 6
单核细胞比值（MONO）	0.069		0.03 ~ 0.1
单核细胞绝对值（MONO#）	0.330	10^9/L	0.12 ~ 1
嗜酸性粒细胞比值（E0）	0.044		0.005 ~ 0.05

红细胞计数（RBC）：指单位体积血液中所含的红细胞数量。

红细胞增多见于：①严重呕吐、腹泻、大面积烧伤及晚期消化道肿瘤患者。多为脱水血浓缩使血液中的有形成分相对地增多所致。②心肺疾病：先天性心脏病、慢性肺脏疾病及慢性一氧化碳中毒等。因缺氧必须借助大量红细胞来维持供氧需要。③干细胞疾病：真性红细胞增多症。

红细胞减少见于：①急性或慢性失血；②红细胞遭受物理、化学或生物因素破坏；③缺乏造血因素、造血障碍和造血组织损伤；④各种原因的血管内或血管外溶血。

血红蛋白浓度（Hb）：指每升全血中红细胞的血红蛋白的含量。血红蛋白为血液携带氧气的运载工具，故此值可用于衡量贫血的程度。

血红蛋白浓度增加多见于：①红细胞增多：高原地区居民、慢性心肺疾病患者、真性红细胞增多症等。②血液浓缩：大汗、呕吐、腹泻、烧伤等。

血红蛋白浓度减少见于：各型贫血。

血细胞三种平均值：

① 红细胞平均体积（MCV）：指每个红细胞的平均体积。

② 红细胞平均血红蛋白量（MCH）：指每个红细胞内血红蛋白平均含量。

③ 红细胞平均血红蛋白浓度（MCHC）：指每升红细胞平均所含血红蛋白浓度。

表39 三种平均值主要用于贫血的形态学分类

类型	MCV	MCH	MCHC	病因
正常细胞性贫血	80 ~ 100	27 ~ 34	320 ~ 360	再生障碍性贫血，急性失血，急性溶血，白血病
大细胞性贫血	> 100	> 34	320 ~ 360	巨幼细胞贫血
单纯小细胞性贫血	< 80	< 27	320 ~ 360	慢性感染，炎症，尿毒症，肝病，恶性肿瘤所致的贫血
小细胞低色素性贫血	< 80	< 27	< 320	缺铁性贫血，朱蛋白生成障碍性贫血，铁粒幼细胞性贫血

红细胞体积分布宽度（RDW）：指红细胞体积大小分布的离散程度，更准确地反映了红细胞大小不均的程度。

作用：

① 用于缺铁性贫血的筛选诊断和疗效观察。

② 对小细胞低色素性贫血的鉴别诊断。

③ 用于贫血的形态学分类。

白细胞计数（WBC）：指单位体积血液中所含的白细胞数目，旧称白血球，是机体防御系统的重要组成部分。

中性粒细胞：具有趋化、变形和黏附作用，并具有吞噬和杀菌功能。

增多：急性感染或化脓性炎症、急性中毒、急性大出血、严重组织损伤或急性溶血、白血病及恶性肿瘤。

减少：血液系统疾病、理化损伤、免疫性破坏增加。

嗜酸性粒细胞：主要作用是抑制嗜碱性粒细胞和肥大细胞合成与释放活性物质，吞噬其释出的颗粒，并分泌组胺酶以破坏组胺，从而起到限制过敏反应的作用，并参与对蠕虫的免疫反应。

增多：寄生虫病（如线虫、吸虫、绦虫等）、过敏性疾病、皮肤病（如湿疹、剥脱性皮炎、银屑病）、血液病或恶性肿瘤等。

减少：一般无临床意义。

嗜碱性粒细胞：嗜碱性粒细胞颗粒内含有组织胺、肝素和慢反应物质等。组胺具有使小动脉和毛细血管扩张、小静脉和毛细血管的通透性增加的作用；慢反应物质可以改变血管的通透性，并使平滑肌收缩，特别是使支气管平滑肌收缩而引起哮喘。

增多：过敏反应性疾病，如荨麻疹等；慢性粒细胞白血病等。

减少：一般无临床意义。

单核细胞：单核细胞成熟后转变为巨噬细胞。单核细胞具有诱导免疫反应、吞噬和杀灭某些病原体、清除损伤或已死亡细胞、抗肿瘤活性及调节白细胞生成等功能。

增多：感染性疾病、血液病、结缔组织病等。

减少：一般无临床意义。

淋巴细胞：T 淋巴细胞参与细胞免疫。

β 淋巴细胞转化为浆细胞，参与体液免疫。

NK 细胞抗肿瘤、抗病毒感染和免疫调节有关。

增多：①原发性增多，淋巴细胞恶性增生，如急慢性淋巴细胞白血病、淋巴瘤等；②继发性增多，主要为病毒感染。

减少：主要为放射性损伤、免疫缺陷性疾病、流感恢复期等。

血小板计数（PLT）：血小板在止血、凝血过程中起着很重要的作用。

增多：①原发性增多，多见于血液性疾病；②反应性增多，如急性感染、急性出血、溶血性贫血等。

减少：血小板生成减少，如急性白血病；血小板破坏过多或消耗亢进，如原发性血小板减少性紫癜、弥散性血管内凝血等；血小板分布异常，如脾大、血液被稀释等。

（2）尿常规。

表 40　尿常规

中文名称	英文缩写	参考值范围	单位	临床意义
酸碱度	pH			正常尿为弱酸性。碱性尿常见于泌尿系感染，某些结石尿和陈旧腐败尿液。酸性尿常见于酸中毒、尿酸盐结石，胱氨酸结石和服用某些酸性药物后
尿比重	SG	1.010 ~ 1.025		高比重：尿少比重增高常见于急性胃炎、高热、心功能不全、脱水等，尿里多比重增高常见于蕴尿病 低比重：慢性肾小球肾炎、骨功能不全、尿崩症
尿蛋白	PRO	（-）或 NEG	mg/dl	见尿生白质左性的临成意义部分 C
尿糖	GLU	（-）或 NEG	mg/dl	见尿糖定性的临床意义部分
尿酮体	KET	（-）或 NEG	mg/dl	阳性常见于糖尿病酮症、妊娠呕吐、长期营养不良、饥饿及剧烈运动后
尿胆原	UBG	< 161.0	umol/Lmg/dl	正常人可有弱阳性反应。阴性可见于阻塞性黄疸；强阳性常见于溶血性黄疸和肝实质性病变时

中文名称	英文缩写	参考值范围	单位	临床意义
尿胆红素	BIL	< 1.0	mg/dl	阳性常见于肝实质性及阻塞性黄疸时，而在溶血性黄疸时可为阴性
亚硝酸盐	NTT	（－）或NEG		阳性多见于膀胱炎、肾盂肾炎等泌尿系细菌感染
红细胞	RBC或OBL	NEG或< 10	如	见尿沉渣镜检的临床意义部分
白细胞	WBC或LEU	（－）或NEG	t/ul	见尿沉渣镜检的临床意义部分

尿酸碱度：也就是尿液的 pH 值，一般约 6.5，可以波动在 4.5 ～ 8.0 之间。

pH 增高：碱中毒、尿潴留、膀胱炎、碳酸氢钠摄入。另外，纯素食会使 pH 升高。

pH 降低：酸中毒、高热、痛风、糖尿病、维生素 C、氯化铵。另外，纯肉食者会使 pH 降低。

尿比重：用来粗略的判断肾脏对尿液的浓缩和稀释功能。

成人尿比重一般在 1.015 ～ 1.025。清晨的时候一般尿比重最高，婴幼儿尿比重偏低。

增高：身体缺水尿少时、糖尿病、急性肾小球肾炎、肾病综合征，尿比重都有可能增高。

降低：大量饮水、慢性肾小球肾炎、慢性肾衰竭，尿比重都有可能降低。

尿蛋白：正常情况下尿液里是不应该有蛋白的。尿里面如果检测到蛋白阳性，一般见于以下几种情况：

① 假性蛋白尿：肾脏本身没问题，但是尿液中混有血、脓、黏液等成分导致蛋白定性试验阳性。比如膀胱炎、尿道炎、尿道出血、尿内掺入阴道分泌物等情况。

② 生理性蛋白尿：机体在剧烈运动、发热、寒冷、精神紧张、交感神经兴奋等刺激下，可导致尿内暂时出现蛋白质。

③ 病理性蛋白尿：主要见于各种肾脏疾病，某些肾脏外疾病也可以导致。大多会持续存在。

尿葡萄糖：尿糖检查，主要是作为糖尿病的筛检和病情判断的检测指标。但尿糖检测时，应同时检查血糖，以提高诊断准确性。

血糖增高性糖尿：①饮食性糖尿：因短时间摄入大量糖（碳水化合物）而引起。②持续性糖尿：清晨空腹尿中呈持续性阳性，常见于因胰岛素绝对或相对不足所致糖尿病，此时空腹血糖水平常已超过肾阈。

血糖正常性糖尿：肾性糖尿属血糖正常性糖尿，因近曲小管对葡萄糖的重吸收功能低下所致。

尿酮体：尿酮体定性检查，常与糖尿病、妊娠、营养不良、慢性疾病有关。酮体阳性可能有以下情况：

① 糖尿病患者、糖尿病酸中毒时会出现强阳性（+++ 以上），此时应引起注意，易发生中毒性昏迷，应及时采取治疗措施。

②严重呕吐、腹泻、长期营养不良、饥饿、剧烈运动后。

③妊娠妇女因妊娠反应而剧烈呕吐、消化吸收障碍等。

④中毒如氯仿、乙醚麻醉后、磷中毒等，也可引起尿酮体阳性。

⑤新生儿出现酮体强阳性，应怀疑为遗传性疾病。

尿胆红素与尿胆原：正常情况下尿中只有微量尿胆红素和尿胆原，检测结果一般为阴性。

当肝脏及胆道内外各种疾病引起血液里胆红素升高，尿中的胆红素和尿胆原也会升高。当此两项有阳性时，应该检测血液里结合胆红素和非结合胆红素的水平。

红细胞与隐血：这两项的意义是一样的。显微镜下红细胞一般不超过 3 个 /HP，隐血也应该是阴性。当这两项的数值比较高的时候，可称为血尿。

血尿的原因可能是肾结石、泌尿系统肿瘤、肾结核、急性膀胱炎等，也可能是各类肾炎引起的肾小球破坏。

白细胞：显微镜检查，一般白细胞在 0 ~ 5 个 /HP。当白细胞明显增多的时候，一般提示有泌尿系统感染。比如肾盂肾炎、膀胱炎、尿道炎、肾结核等。当成年女性生殖系统有炎症时，阴道分泌物很容易混入尿内，所以要注意鉴别。

（3）肝功能。

谷丙转氨酶（GPT/ALT）：主要存在于肝脏、心脏和骨骼肌细胞中。肝细胞或某些组织损伤或坏死，都会使血液中的谷丙转氨酶升高。

引起谷丙转氨酶升高的相关疾病：

（1）肝脏疾病，如肝炎、肝硬化、肝癌。

（2）胆道疾病，如胆囊炎、胆结石。

（3）心脏疾病，如心肌炎、心肌梗死、心力衰竭等。

注：大量或长期饮酒也可致谷丙转氨酶升高。

谷草转氨酶（GOT/AST）：正常情况下，谷草转氨酶存在于组织细胞中，其中心肌细胞中含量最高，其次为肝脏，血清中含量极少。

引起谷草转氨酶升高的相关疾病：一般见于各种乙肝、肝硬化、脂肪肝、酒精肝等肝胆疾病，以及心脏病变，如心肌梗死等。

谷氨酰胺转肽酶：存在于肾、胰、肝、脾等组织中，在肝内主要存在于肝细胞浆和肝内胆管上皮中。

引起谷氨酰胺转肽酶升高的相关疾病：

①胆道梗阻性疾病。

②病毒性肝炎和肝硬化。

③急慢性肝炎。

④酒精性和药物性肝炎。

⑤肝癌。

血清胆红素检测：

血红蛋白衍化成胆红素＝间接胆红素

直接胆红素＝胆红素＋葡萄糖醛酸（肝脏生成）

总胆红素＝间接胆红素＋直接胆红素

引起血清胆红素升高的相关疾病：

①直接胆红素升高：胆道梗阻、胆结石、胆管癌等。

②间接胆红素升高：各种溶血性疾病、新生儿黄疸、败血病、严重大面积烧伤或输血不当引起的溶血等。

③总胆红素增高：肝炎、肝硬化、肝坏死等疾病。

（4）肾功能。

血清肌酐（Cr）：血肌酐是人体肌肉代谢的产物。血肌酐主要由肾小球滤过。因此，在外源性肌酐摄入稳定的情况下，血中肌酐浓度取决于肾小球滤过能力。

血清肌酐增高见于：肾实质损害、肾源性肾功能不全等。

血清尿素测定（SU）：血清尿素可自由由肾小球滤过随尿排出，其浓度主要受肾功能和蛋白质摄入量和分解代谢情况的影响。

血中尿素增高见于：

①肾脏疾病：如慢性肾炎、肾盂肾炎、肾动脉硬化、肾结核等。

②尿量显著减少或尿闭：如脱水或循环功能衰竭等。

③体内蛋白质分解过多：如上消化道大出血、大面积烧伤、甲状腺功能亢进及急性传染病等。

（5）血糖。

空腹血糖：空腹血糖是指在隔夜空腹（至少 8 ～ 10 小时未进任何食物，饮水除外）后，早餐前采的血，所检定的血糖值，为糖尿病最常用的检测指标。

餐后 2 小时血糖：餐后 2 小时血糖是指从进食第一口饭开始计时 2 小时后检测的血糖值，它反应的是定量血糖负荷机体的耐受情况。

糖化血红蛋白（HbA1c）：糖化血红蛋白是人体血液中红细

胞内的血红蛋白与血糖结合的产物。生成的糖化血红蛋白是不可逆反应，并与血糖浓度成正比，且保持 120 日左右，所以可以反映患者近 8 ～ 12 周的血糖控制情况。

糖化血清蛋白（GSP）：人体中的葡萄糖与血清蛋白发生非酶促的糖基化反应，形成糖化血清蛋白。糖化血清蛋白测定可有效反映的是此前 2 ～ 3 周内的平均血糖水平，而且不受当时血糖浓度的影响。

血清胰岛素测定：胰岛素是人体内降低血糖的主要激素，测定血清胰岛素是糖尿病诊断和分型的参考指标。进食和空腹时间过长都会影响血清胰岛素的水平，因此一般采集清晨空腹静脉血进行检测。

血清 C 肽测定：胰岛素入血后，很快在肝、肾等组织内被胰岛素酶灭活，迅速代谢。C- 肽与胰岛素系从胰岛素原分裂而成的等分子肽类，不被肝脏酶灭活，故其血中浓度可更好地反映胰岛 β 细胞储备功能。C- 肽测定还有不受外来胰岛素影响的优点。

（6）**血脂**。

总胆固醇（TC）：指血液中所有脂蛋白所含胆固醇之和。总胆固醇包括游离胆固醇和胆固醇酯，肝脏是合成和贮存的主要器官。血浆胆固醇测定，可反映胆固醇摄取与合成情况。

甘油三酯（TG）：是血清脂肪的主要成分，在血浆转运中与磷脂、蛋白质、胆固醇结合成大分子，并不断地处于与组织交换中，保持动态平衡。如果平衡被打破，进入血浆的甘油三酯速度增加或清除速度下降，将引起血甘油三酯增高。

低密度脂蛋白胆固醇（LDL-Ch）：低密度脂蛋白是血浆中携带胆固醇的主要微粒，低密度脂蛋白胆固醇为致动脉硬化因子，在总胆固醇中低密度脂蛋白胆固醇所占比例越多，发生动脉粥样硬化的危险性越高。

高密度脂蛋白胆固醇（HDL-Ch）：高密度脂蛋白胆固醇可将沉积在血管壁的胆固醇逆向转运至肝而去除。因此高密度脂蛋白胆固醇是一种保护因子，有抗动脉粥样硬化的作用。

载脂蛋白：载脂蛋白 A 主要分布于血浆乳糜微粒、HDL 中。载脂蛋白 B 是 LDL 的主要结构蛋白。因此载脂蛋白 A 和载脂蛋白 B 可间接反映 HDL 和 LDL 的含量。载脂蛋白测定用于诊断和预测动脉粥样硬化。

脂蛋白 -α：脂蛋白 -α 是由甘油三酯、磷脂、胆固醇、胆固醇脂等脂质和载脂蛋白 A 和载脂蛋白 B 组成。脂蛋白 -α 主要功能是阻止血管内血块溶解，促进动脉粥样硬化形成。

（7）血尿酸。

血清尿酸（UA）：尿酸是嘌呤分解代谢的最终产物，由肾脏随尿液排出体外。

血尿酸增高见于：急慢性肾炎、痛风、白血病、多发性骨髓瘤等。

（8）血同型半胱氨酸。

血同型半胱氨酸浓度升高，可诊断"高同型半胱氨酸血症"。

它是卒中等心脑血管病的危险因素，尤其是还伴有高血压病史。同时血同型半胱氨酸还是动脉粥样硬化的主要危险因子，并可引发多种疾病。

三、临床信息

通过各种临床服务记录表来了解肥胖患者的治疗情况，如门诊记录、住院记录、病历、病案等。其中，信息管理也是非常重要的一环，主要包括以下几方面内容：

1. 信息录入

将收集到的所有信息录入到电脑里，形成电子版，以便保存和下一步的分析和评估。

2. 信息核查

为了确保信息录入的准确性，必须要进行信息的鉴别与核实。

方法：

①直接审阅：直接将录入的信息与收集的信息一一对应审阅。

②双份录入：由两个人录入同一份信息，然后通过计算机对两份录入内容进行对比，识别出不一致的信息。

③计算机查错：通过对计算机程序的设定与编码，由计算机按照设定的内容进行检错。

3. 信息保存

信息保存时将电子版信息和纸质版信息进行保管和存放。

电子版信息存放：要对电子版的信息进行双备份，并分别存在的不同的计算机和相应的文件夹中。

纸质版信息存放：要建立信息档案，有专门存放的档案袋、档案夹、档案柜或档案室，同时对档案进行编码，建立目录卡等。

4. 信息安全

信息安全就是保证患者的所有信息不遭到丢失，更改，泄露。

方法：

①电子版的信息，在未经授权的情况下不得查阅、更改，拷贝等，同时要保证网络系统的安全性。

②纸质版的信息，存放的空间和环境，要防盗、防火、防潮，防鼠及防虫，并且由专人进行管理。

③建立信息安全管理制度，加强网络和内部的管理。

技能要求：

①熟练掌握信息录入方法和计算机软件的应用。

②熟练掌握信息核查的方法。

③做好信息保存与安全的工作。

第二章 分析评估

1. 肥胖的病因

根据肥胖患者的信息分析其肥胖的病因。

病因包括：

① 饮食能量摄入的多：尤其是高油脂、高精糖等能量密集型的食物摄入过多，非常容易导致饮食能量摄入过多。

② 运动能量消耗的少：运动量少的问题普遍存在。

③ 营养物质缺乏：蛋白质、维生素、矿物质、水分的缺乏都可导致人体能量代谢的异常。

④ 长期压力过大：长期的压力可以导致人体神经及内分系统失调，导致食欲增加、抑制脂肪分解、促进脂肪合成、脂肪向腹部堆积。

⑤ 内分泌失调或疾病：甲状腺素，肾上腺素、性激素等激素的分泌量降低，可以降低人体的能量代谢。

⑥ 药物、手术：降低心率的药物、促进胰岛素分泌的药物、注射胰岛素、某些激素类和抗抑郁类的药物或一些外科手术，如：下丘脑、垂体手术，都可引发肥胖的发生。

⑦ 脾胃问题：脾胃不好、肠漏、肠道菌群紊乱，可以导致大量的肠源性毒素进入人体，进而引发人体炎症，干扰人体内分泌等问题，同时可引起病态食欲（嗜好高油脂，高蛋白等高能量的

食物），从而影响肥胖的发生。

2. 肥胖的病况

根据肥胖患者的信息分析其病况，如肥胖的类型。

肥胖的类型：

按照脂肪的分布划分：①向心性肥胖：脂肪在腹部堆积较多。②均匀性肥胖：脂肪全身均匀分布。

按照肥胖的病因划分：①单纯饮食型肥胖；②营养不良型肥胖；③痰湿型肥胖；④压力型肥胖；⑤疾病及医源性肥胖。

3. 肥胖的程度

通过 BMI、腰围、腰臀比等指标来判断患者肥胖的程度（轻度、中度、重度）。

4. 肥胖合并的慢性病

根据肥胖患者的信息分析其合并的慢性病，如：糖尿病、高血压、高脂血、高尿酸、脂肪肝、胆结石、骨关节疾病、多囊卵巢综合征等。

分析：分析该慢性病与肥胖的关系及其他的发病原因。

评估：评估该慢性病的病情、病况及目前的治疗、用药情况。

第三章 制订方案

　　根据患者的个人信息及分析评估结果制订科学、专业、简单、可执行的肥胖康复方案。

一、制订肥胖康复方案的原则

　　制订康复方案涉及多学科的专业知识，如临床医学、营养学、运动学、心理学等，这些知识必须要互相融合，不能是彼此独立或存在矛盾。

　　康复方案的执行者是患者本人，而患者本身一般不具备足够或全面的专业知识，因此方案的制订在科学专业的基础上，必须要通俗、易通、简单、易执行。如果过于专业或复杂，患者就无法落地实施，也就达不到康复的目的和结果。

　　专业人员要根据患者的健康状况及效果评价内容，阶段性或及时性地做出方案的调整或更改。

二、肥胖康复方案的框架

　　1. 封面
　　2. 目录
　　3. 管理目的
　　4. 服务方式
　　5. 调查问卷信息汇总

6. 体检及临床信息汇总

7. 分析评估内容汇总

8. 饮食管理方案

9. 营养管理方案

10. 运动管理方案

11. 压力管理方案

12. 脾胃管理方案

13. 效果评价

14. 参考信息

三、肥胖康复方案的模板

肥胖康复方案

姓名 _____

性别 _____

年龄 _____

电话号码 _____

体检日期 _____ 年 _____ 月 _____ 日

建档日期 _____ 年 _____ 月 _____ 日

建档编码 _____

方案目录

第一部分　康复管理的目的与服务方式

第二部分　健康信息汇总

1. 健康调查问卷汇总

2. 临床信息汇总

3. 健康状况评估与原因分析

第三部分 康复管理方案

1. 您的个体化饮食管理

2. 您的个体化营养管理

3. 您的个体化运动管理

4. 您的个体化压力管理

5. 您的个体化脾胃管理

第四部分 康复管理效果评价

康复管理的目的与服务方式

康复管理的目的

表 41 康复管理的目的

康复管理的目的	

服务方式

表 42 康复管理的方式

康复管理的方式	

健康信息汇总

会员基本信息

表43　会员基本信息

姓名		性别		年龄	
身高		体重		BMI	
腰围		臀围		腰臀比	

健康调查问卷汇总

表44　健康调查问卷汇总

您的健康调查问卷反映出您有如下健康问题和生活方式问题	

临床信息汇总

表45　临床信息汇总

您的体检报告反映您有如下健康问题	

健康状况评估与原因分析

表 46　健康状况评估与原因分析

根据您的提供的健康信息，对您健康状况的分析评估如下：	
肥胖	
肥胖合并的慢性病	
其他健康	
状况	

康复管理方案

康复管理顾问：＿＿＿＿＿＿＿＿　方案日期：＿＿＿＿＿＿＿

表 47　康复管理方案

康复管理方案	康复目标	
	康复周期	
	饮食能量	
	饮食原则	
	营养指导	
	运动指导	
	压力指导	
	脾胃指导	

康复管理效果评价

表 48　康复管理效果评价

康复管理效果评价	

技能要求

1.方案制订：要站在患者的角度来制订方案内容，要通俗易懂，可执行。

2.方案解读：所有方案内容要与患者进行详细的解读和充分的沟通，以确保患者真正能够理解和执行。

3.方案存档：方案应一式两份，一份交给患者，一份存档；分别以纸质版和电子版的方式存储，并保证其信息的安全。

4.签署肥胖康复管理协议

肥胖康复管理协议的签订主要是明确双方的权利和义务，约束双方的行为，保护双方的权益，从而达到肥胖康复的目的。如：

甲方（患者本人）的权利和义务

1.甲方有权享有本协议约定的康复管理所列各项服务。

2.甲方有权要求乙方对其身份信息、健康隐私和健康档案保密。

3.甲方有权复制康复管理期间的自己的健康档案。

4. 甲方应如实告知其身体健康状况，填写健康调查问卷等信息。若上述信息变化时应及时通知乙方，因信息变更导致乙方未履行相关服务内容或无法履行相关服务内容的，由甲方自行承担责任。甲方应当如实填写紧急联系人，紧急联系人系甲方认可的有权知悉其健康状况和康复管理过程中产生或存在的相关隐私的人。

5. 甲方应当遵守乙方的《肥胖康复管理方案》，并尊重乙方与服务相关的各项规章制度，不得损坏乙方的形象和声誉。

6. 甲方有义务按本协议约定交纳相应的费用。

乙方（服务提供方）的权利和义务

1. 乙方承诺向甲方提供的产品或服务不违反中华人民共和国现行法律法规的规定。

2. 乙方有权要求甲方支付费用。

3. 乙方有权依据甲方健康状况，为甲方制订个性化肥胖康复管理方案并根据甲方健康状况的变化情况进行调整。

4. 乙方有权要求甲方尊重乙方工作人员的工作并严格按照《肥胖康复管理方案》要求进行身体管理，以促进甲方健康状况得到改善。

5. 乙方有义务让甲方了解自己的身体改善情况；在联系不到甲方的情况下有义务让甲方的紧急联系人了解甲方的身体健康变化情况。

6. 乙方有义务在本协议履行期间和本协议履行期满后三年内妥善保管甲方的健康档案。

7. 乙方应当在履行本协议过程中知悉的甲方的身份信息、健康隐私和健康档案并予以保密，在未经甲方授权的情况下不向任何第三方泄露。

第四章 跟踪指导

　　肥胖康复是一个持续性的过程，在这个过程中管理者必须对患者进行全程指导，同时患者也应积极配合和落实管理者的指导内容。

一、肥胖康复管理的三个阶段

1. 适应阶段

　　肥胖康复的过程也是患者获取知识和技能并建立健康行为的过程，患者需要有一个适应的阶段（一般 7 ～ 15 日）。而这个阶段也是最为重要的，因此作为管理者在初期必须要对患者进行密切的关注和指导。

　　第一阶段管理目标：

　　① 增强患者对肥胖康复知识和技能的掌握。

　　② 帮助患者认知食物的能量并做到食物能量的估算。

　　③ 帮助患者建立起正确的饮食结构、饮食模式。

　　④ 帮助患者养成运动的习惯。

　　⑤ 对患者的营养状况、心理压力、血糖、血压等健康状况进行监测和指导，以保证患者在安全的前提下进行康复。

　　⑥ 帮助患者建立信心，可通过成果展现、奖励、赞许等方式

增强患者信心，以促进患者康复行为的持续。

2. 强化阶段

通过第一阶段的管理，患者已经基本掌握了肥胖康复的知识和技能，行为上也发生了改变，并取得了一定的康复成果。但是其结果并不稳定，患者容易在内、外因素的作用下受到不良的影响，甚至功亏一篑。因此，管理者仍然不能放松，要继续强化肥胖患者的行为改变，强化时间一般为 15 ~ 20 日。

第二阶段管理目标：

① 查漏补缺：针对患者未完全掌握的知识和技能，管理者要进行知识补充和技能教授，直至患者完全掌握。

② 强化患者对于能量的掌控。

③ 强化患者建立正确的生活方式。

④ 继续对患者的健康状况进行监督。

⑤ 持续地增强患者的信心。

3. 巩固阶段

通过前两个阶段的管理，肥胖患者已经取得了一定的康复成果，且具备了一定的自我管理（自己管理自己）的能力，但这时候管理者仍需持续指导，以达成最终的康复目标。

第三阶段管理目标：

① 巩固患者的康复行为。

② 巩固患者的信心。

③ 继续对患者的健康状况进行监督和指导，直至康复结束。

二、管理者执行内容

① 依据肥胖康复管理方案的内容指导客户落地和执行。

② 及时解决患者在康复过程中遇到或出现的日常问题。

③ 特殊情况的处理：客户出现紧急突发情况时，应建议患者及时就医或及时将情况反馈给专家，并及时告知患者解决方案。

④ 填写跟踪服务记录表：包括跟踪服务日期、指标的变化（血压、血糖、心率、体重等）、常规咨询（饮食、生活方式、运动、组方服用、睡眠、排便、应酬）、客户反馈情况、反馈问题的解决情况或突发问题的解决情况等。

⑤ 阶段性效果评价：管理者和相关专业人员应每个月对肥胖患者的康复情况进行评价，并将效果评价结果反馈给患者。

⑥ 组织每个阶段康复方案的制订：管理者应组织相关专业人员根据患者的具体康复情况及效果评价内容，制订每个阶段的康复方案。

⑦ 信息归档：在康复过程中，患者产生的所有健康信息应及时更新并存档。

三、患者执行内容

① 患者应依据康复管理方案的内容进行执行和落实，并积极配合管理者的指导。

② 在康复过程中，患者有任何疑问或出现任何健康问题，应

及时与管理者进行沟通和交流。

③ 患者应自行如实填写自己的健康记录表，并定期将表单反馈给管理者。如：饮食能量、体重、腰围、血压、血糖等。

四、肥胖康复管理服务记录表单（参考）

表 49　肥胖康复管理记录

时间	日期	体重		腰围		饮食能量（kcal）					
		上周	本周	上周	本周	早餐	加餐	午餐	加餐	晚餐	加餐
第一周											
第二周											

时间	日期	体重		腰围		饮食能量（kcal）					
		上周	本周	上周	本周	早餐	加餐	午餐	加餐	晚餐	加餐
第三周											

时间	日期	营养组方	饮水量 (毫升)	运动	睡眠	心态	大便	血糖		血压
								空腹	餐后2h	
第一周										

时间	日期	营养组方	饮水量(毫升)	运动	睡眠	心态	大便	血糖		血压
								空腹	餐后2h	
第二周										
第三周										

第五章 肥胖康复案例解析

一、康复案例 1

乔女士，35 岁，身高 164 cm，多年肥胖，体重 88 kg，脂肪肝、高尿酸、高脂血、糖尿病，经过 6 个月的康复管理，体重下降 20.4 kg，脂肪肝消失，所有生化指标全部恢复正常。

1. 身体症状

康复管理前：

①经常头晕、嗜睡、多梦、疲乏感严重。

②严重盗汗（半夜醒来湿透衣服）。

③经常反酸。

④排便不规律，每日 3 ~ 4 次，不成形，里急后重。

⑤五心烦热，情绪不稳定。

⑥食欲异常旺盛，饮食偏咸，爱吃高脂、高蛋白食物。

康复管理后：

①食欲不再异常旺盛，不再馋肉了。

②反酸从调理后就再未发生过。

③2 周后，精力改善明显，无疲乏感。

④1 个月左右，盗汗现象改善。

⑤血糖从第二个月开始稳步下降，之后一直都在正常范围。

⑥五心烦热目前已消失，情绪稳定，抗压能力增强。

临床体检指标对比：

表50　临床体检指标对比

检验项目	英文缩写	结果		单位	参考区间
		管理前	管理后		
空腹血糖	GLU	8.5	5.8	mmol/L	3.6～6.1
糖化血红蛋白		9.3	6.4	%	4.0～6.5
尿糖	GLU	4+	阴性		阴性
尿酸	UA	376.3	299	umol/L	90～360
甘油三酯	TG	2.68	1.04	mmol/L	0.45～1.7
胆固醇	TC	6.65	4.53	mmol/L	3.1～6.5
低密度脂蛋白胆固醇	LDL～C	4.07	2.28	mmol/L	0～3.36

康复管理方案

康复管理的目的与服务方式

【康复管理的目的】

表 51 康复管理的目的

康复管理的目的	1. 降低体重 2. 促进血糖、血脂、尿酸的康复 3. 促进脂肪肝的康复 4. 教会您科学的生活方式 5. 帮助您恢复健康并保持健康

【服务方式】

表 52 服务方式

居家式康复管理跟踪服务	1. 康复管理师一对一全程跟踪指导服务 2. 通过远程方式，每周 3 次电话或视频、短信或微信等方式，全程贴心式跟踪指导 3. 紧急突发情况专家及时指导

健康信息汇总

【基本信息】

姓名: 乔女士 / 性别: 女 / 年龄: 35 岁 / 身高: 164 cm/ 体重: 88 kg/BMI: 32.72（中度肥胖）/ 腰围: 106 cm/ 臀围: 110 cm/ 腰臀比: 0.96

【健康调查问卷汇总】

表 53　健康调查问卷汇总

您的健康调查问卷反映出您有如下健康问题和生活方式问题

一、个人疾病史

1. 高脂血

2. 糖尿病

3. 高尿酸

4. 脂肪肝

5. 乳腺增生

二、身体表现

皮肤：无光泽

眼睛：视物模糊

眼睑：水肿、下垂

牙龈：肿胀、易出血

头发：出油

指甲：竖纹

大便：有时不成形、黏腻，间断性腹泻，每日 3 ～ 4 次，里急后重

头部：经常头晕、嗜睡、多梦，疲乏感严重

出汗：严重盗汗（半夜醒来湿透衣服）

胃部：经常胀气、反酸

三、生活方式

睡眠：晚 10：00 ～ 5：30，入睡快，睡不醒，打鼾

运动：很少，坐着时间每日至少 8h

情绪及压力：易兴奋，情绪波动大，工作和生活压力较大

四、饮食

食欲异常旺盛，饮食偏咸，爱吃高脂、高蛋白食物

五、营养缺乏

维生素 B 族、维生素 C、必需脂肪酸、钙、镁、锌、铬、益生菌

【临床体检报告汇总】

表 54　临床体检报告汇总

您的体检报告反映您有如下健康问题			
临床体检指标			
空腹血糖	8.5	↑	3.6 ~ 6.1 mmol/L
糖化血红蛋白	9.3	↑	4.0 ~ 6.5%
尿糖	4+	↑	阴性
尿酸	376.3	↑	90 ~ 360 umol/L
甘油三酯	2.68	↑	0.45 ~ 1.7 mmol/L
胆固醇	6.65	↑	3.1 ~ 6.5 mmol/L
低密度脂蛋白胆固醇	4.07	↑	0 ~ 3.36 mmol/L

【健康状况评估与原因分析】

表 55　健康状况评估与原因分析

通过对您健康体检报告和健康信息调查结果的综合分析，专家判定您身体整体状况处于健康分级的疾病中早期状态。您当前身体疾病和症状，与您心理应激和身体机能下降及营养素缺乏而又未及时补充等原因有关	
肥胖	依据您的健康信息分析，您的肥胖分型及原因如下 1. 您属于中度、向心性肥胖； 2. 您的肥胖与饮食能量物质摄入过多有关：您喜欢食用高油脂、高蛋白的食物，进而导致脂肪合成增加； 3. 您的肥胖与运动不足，能量消耗降低有关；

续表

	通过对您健康体检报告和健康信息调查结果的综合分析，专家判定您身体整体状况处于健康分级的疾病中早期状态。您当前身体疾病和症状，与您心理应激和身体机能下降及营养素缺乏而又未及时补充等原因有关
肥胖	4. 您的肥胖与营养物质缺乏有关：由于您的饮食结构失衡，导致多种营养物质缺乏，进而导致物质代谢、能量代谢异常，影响脂肪的分解与消耗； 5. 您的肥胖与脾胃不好有关：您存在胃动力不足、肠漏、肠道菌群紊乱等问题，导致食欲增加、出现变态食欲（贪恋高油脂、高蛋白食物），饮食能量物质摄入过多；同时脾胃问题肠源性"毒素"产生过多，进入人体，引发人体慢性炎症，"废水"增多，物质及能量代谢异常，脂肪分解与消耗降低； 6. 您的肥胖与您的长期高压力有关：长期高压力会导致人体糖皮质激素、醛固酮、生长激素分泌增加，而瘦素降低，进而导致体内"废水"增加、食欲增加、脂肪增加且异常分布（容易在腹部堆积）。
糖尿病	糖尿病简介：糖尿病是一种以糖代谢障碍为主起的综合性代谢性疾病，临床表现为"三多一少"，即多尿、多饮、多食和体重减轻，发展到一定阶段会出现不同程度的并发症，如冠心病、脑中风、糖尿病性视网膜病变、糖尿病肾病、糖尿病足（重者坏疽）、糖尿病神经病变等。 依据您的健康信息分析，原因如下： 1. 您的糖尿病与肥胖有关：脂肪组织过多，引起胰岛素抵抗，胰岛素受体减少，进而引起胰岛功能减退，导致糖尿病的发生； 2. 您的糖尿病与脾胃问题有关：由于您不良的生活习惯（饮酒、饮食等），胃肠受损、肠道菌群紊乱，肠道毒素增加，引起慢性炎症反应，胰岛素敏感性下降，反馈内分泌系统，升糖激素（糖皮质激素、肾上腺素和去甲肾上腺素）增多，胰岛素抵抗，导致糖代谢异常，出现糖尿病； 3. 您的糖尿病与高脂血有关：您的甘油三酯较高，导致胰岛素调控糖的能力下降；同时您的血液黏稠较高，导致微循环降低，进而导致血糖浓度升高；

续表

	通过对您健康体检报告和健康信息调查结果的综合分析，专家判定您身体整体状况处于健康分级的疾病中早期状态。您当前身体疾病和症状，与您心理应激和身体机能下降及营养素缺乏而又未及时补充等原因有关
糖尿病	4. 您的糖尿病与营养缺乏有关：由于您缺乏糖代谢路径所必需的营养素，如锌、铬、必需脂肪酸、B 族维生素、镁等，体内参与糖代谢的营养素缺乏，导致糖代谢异常。
高脂血	您目前处于混合型高脂血症，即高甘油三酯血症、高胆固醇血症、低密度脂蛋白血症。 依据您的健康信息分析，原因如下： 1. 您的高脂血症与饮食相关：您长期高油脂、高胆固醇饮食，导致外源性甘油三酯和胆固醇摄入过多，引发高脂血症； 2. 您的高脂血症与肥胖相关：肥胖导致胰岛素抵抗、游离脂肪酸增加、肝脏合成胆固醇增加，进而导致血脂升高； 3. 您的高脂血症与脾胃问题有关：胃肠受损、肠道菌群紊乱，肠道毒素增加，引起慢性炎症反应，胰岛素敏感性下降，反馈内分泌系统，升糖激素（糖皮质激素、肾上腺素和去甲肾上腺素）增多，胰岛素抵抗，导致糖代谢和脂肪代谢的异常； 4. 您的高脂血症与高压力有关：压力会促进脂肪分解激素的分泌，比如肾上腺素、去甲肾上腺素、胰高血糖素、糖皮质激素，这些都是脂解激素，脂解激素作用到脂肪细胞膜上的，能够促进脂肪细胞里的甘油三酯释放出来，进入血液，引起血脂升高； 5. 您的高脂血症与营养缺乏有关：维生素 B 族、必需脂肪酸、镁等营养物质的缺乏导致甘油三酯、胆固醇的转运、代谢异常，进而出现血脂升高情况。

	通过对您健康体检报告和健康信息调查结果的综合分析，专家判定您身体整体状况处于健康分级的疾病中早期状态。您当前身体疾病和症状，与您心理应激和身体机能下降及营养素缺乏而又未及时补充等原因有关
高尿酸	高尿酸简介：高尿酸是人体内的嘌呤因代谢紊乱，致使血液中尿酸增多而引起的一种代谢性疾病，尿酸积累到一定程度超过血液的饱和值，在人体组织中沉积，进而引发痛风性关节炎、痛风性肾病、结石等疾病。 依据您的健康信息分析，原因如下： 1. 您的尿酸高与肥胖有关：肥胖会导致体内细胞核酸分解、释放增多，促进肝脏尿酸合成增加，影响肾脏对尿酸的排泄，进而导致尿酸升高； 2. 您的尿酸高与脾胃问题有关：肠源性毒素过多，进入人体，引发人体嘌呤代谢异常； 3. 您的尿酸高与高血糖、高脂血有关：人体糖代谢、脂代谢的异常，同时也影响嘌呤代谢； 4. 您的尿酸高与高压力相关：长期高压力会导致体内细胞死亡增加、嘌呤过多，同时影响尿酸的排泄； 5. 您的尿酸高与营养缺乏相关：钙、镁，不饱和脂肪酸，维生素B族的缺乏影响嘌呤和尿酸的代谢。
脂肪肝	脂肪肝简介：脂肪肝是指肝细胞合成的甘油三酯不能形成极低密度脂蛋白分泌入血，则聚集以脂滴形式存在于肝细胞质中，从而形成脂肪肝。 依据您的健康信息分析，原因如下： 1. 您的脂肪肝与饮食相关：长期的高脂饮食导致肝脏内脂肪增多； 2. 您的脂肪肝与肥胖相关：肥胖引发的胰岛素抵抗、游离脂肪酸增多，促进肝内脂肪增加； 3. 您的脂肪肝与营养缺乏相关：不饱和脂肪酸、镁、维生素B族的缺乏导致肝脏合成极低密度脂蛋白降低，脂肪从肝脏的转运降低，进而导致肝内脂肪增加； 4. 您的脂肪肝与脾胃问题有关：肠源性毒素过多，会损伤肝脏，导致肝脏损伤，脂肪代谢的能力下降，进而导致脂肪肝； 5. 您的脂肪肝与高压力有关：长期高压力可以导致脂肪细胞内脂肪动员分解增加、游离性脂肪酸增多，进而进入肝脏内的脂肪酸增加，合成的脂肪增多，进而引发脂肪肝。

康复管理方案

表56　康复管理方案

康复管理方案	康复目标	1.体重：每月降低体重的3%～5%，即2.5～3kg 2.合并慢性病：逆转脂肪肝、高尿酸、高脂血、高血糖
	康复周期	6个月
	临床治疗建议	您目前的血糖、血脂、血尿酸、脂肪肝及整体健康状况，可先进行康复管理3个月，同时每个月做一次相关检查。如果各项指标没有降低或继续增高，则需要进行临床治疗，具体遵医嘱。
	阶段性管理内容	第一阶段（1～2个月）：脾胃、饮食、营养、压力的管理 第二阶段（3～5个月）：肥胖、血糖、血脂、血尿酸、脂肪肝的管理
	饮食原则	1.饮食能量摄入：1300～1500kcal/d； 2.降低高油脂、高胆固醇、高嘌呤、高蛋白食物的摄入； 3.严格控制辛辣、刺激、寒凉、腌制食物的摄入； 4.控制糖的摄入量，尽量选择中低升糖指数的食物； 5.保证优质蛋白、必需脂肪酸的摄入； 6.少食多餐（3正餐，3加餐）； 7.增加新鲜的蔬菜、水果的摄入； 8.三餐规律，尽量减少在外就餐次数，在外就餐时减少高油脂和高胆固醇食物的摄入。

康复管理方案	营养指导	基础营养物质：钙、镁、锌、铬、维生素 B 族；功能性营养: 益生菌及其他功能性营养(调节脾胃、调节糖代谢、脂代谢、嘌呤代谢)。
	运动指导	1.以中低强度的有氧运动为主,如快走、骑自行车、瑜伽、体操等； 2.每周 5 次以上,每次 40 ~ 60 分钟,要循序渐进。 注意事项：您的体重基数较大, 不宜做高强度、剧烈性及增加关节负荷的运动；同时在运动过程中要防止低血糖的出现。
	压力指导	自己要劳逸结合，有意识地缓解压力，可以通过运动、听音乐、打坐、冥想、止念的方法来进行放松自己。
	脾胃指导	在做好饮食管理的基础上，进行益生菌补充，调理脾胃功能（可选择功能性的营养物质或药食同源性物质），如需药物治疗，遵医嘱。

【 康复管理效果评价 】

表 57 　康复管理效果评价

康复管理效果评价	在管理期间，康复管理师每一个月会给您提供一份康复管理效果评价，总结评价您一个月的身体改变情况，以及下个阶段管理的重点内容

附：1400 kcal 参考食谱

表 58 1400 kcal 参考食谱

饮食能量 1400 kcal（包括食用油能量）	
早餐 7：00 ~ 9：00	全麦面包（2 片）120 kcal（或是中等大小玉米 1 根、紫薯 1 个），脱脂牛奶（200 mL）80 kcal，清炒蔬菜（绿叶，200 g）40 kcal，水煮鸡蛋（1 个）90 kcal，植物油（5 g）45 kcal，共计：375 kcal
早加餐 10：00 ~ 10：30	柚子（2 片）90 kcal
中餐 12：00 ~ 13：00	杂粮米饭（150 g）180 kcal，清炒蔬菜（混合，200 g）50 kcal，两个巴掌大淡水鱼肉（150 g）180 kcal，植物油（15 g）135 kcal，共计：545 kcal
午加餐 15：00 ~ 16：00	圣女果（5 个）20 kcal，酸奶（100 g）90 kcal
晚餐 17：30 ~ 19：00（最迟 20：00 前）	中等大小玉米(1 根)120 kcal,蔬菜(绿叶,200g)40 kcal,植物(5 g)45 kcal,共计：205 kcal
晚加餐	脱脂牛奶（250 mL）100 kcal

参考表：食物升糖指数和血糖负荷表、食物嘌呤含量表、食物脂肪和胆固醇含量表。前面的肥胖合并慢性病的章节中已含有。

肥胖康复服务记录表单：

表59　肥胖康复服务记录表单

时间	日期	体重 上周	体重 本周	腰围 上周	腰围 本周	营养组方 早	营养组方 中	营养组方 晚	饮食能量（kcal）早餐	加餐	午餐	加餐	晚餐	加餐	饮
第一周	5月8日	88	87.4	106	104	✓		✓	330	70	550	100	290	50	1
	5月10日					✓		✓	350	90	550	90	260	50	2
	5月11日					✓		✓	380	100	520	90	330	0	
	5月12日					✓		✓	320	80	610	80	320	50	1
	5月13日					✓		✓	320	70	580	0	260	100	2
	5月14日					✓		✓	280	90	520	100	320	0	1
第二周	5月15日	87.4	86.3	104	103	✓		✓	350	60	480	80	300	50	1
	5月16日					✓		✓	380	85	510	120	295	0	2
	5月17日						✓	✓	420	0	480	90	320	0	
	5月18日					✓		✓	365	90	565	110	290	100	1
	5月19日					✓		✓	290	75	520	60	350	0	1
	5月20日					✓		✓	380	60	560	85	345	100	
	5月21日						✓	✓	380	90	530	110	275	50	1
第三周	5月22日	86.3	84.6	103	101		✓	✓	340	0	560	0	335	0	1
	5月23日					✓		✓	295	60	485	90	295	50	2
	5月24日					✓		✓	325	90	620	80	325	50	2
	5月25日						✓	✓	350	75	520	0	260	0	1
	5月26日					✓		✓	420	0	490	0	325	100	1
	5月27日						✓	✓	330	95	590	110	90	50	1
	5月28日					✓		✓	315	75	540	90	235	100	2
第四周	5月29日	84.6	83.4	101	100	✓		✓	345	115	490	95	325	50	2
	5月30日						✓	✓	375	60	550	0	310	100	1
	5月31日					✓		✓	300	110	540	40	350	0	2
	6月1日					✓		✓	275	0	495	0	430	50	2
	6月2日						✓	✓	350	100	565	110	325	50	1
	6月3日					✓		✓	320	90	545	0	265	100	2
	6月4日						✓	✓	325	120	550	90	320	0	1

运动	睡眠	大便	血糖	
			空腹	餐后2H
步行10000步	22:30-6:00	排便3次，粘腻，不成形，气味重	8.5	9.1
步行10000步	22:00-5:30	排便3次，粘腻，不成形，气味重	7.5	8.4
未运动	22:30-5:30	排便2次，粘腻，不成形，气味减轻	7.1	7.8
步行15000步	22:00-5:30	排便2次，粘腻改善，不成形，气味减轻	6.8	8.1
步行8000步	22:30-6:00	排便2次，粘腻改善，不成形，气味减轻	6.5	7.6
未运动	22:00-5:30	排便2次，不粘腻，不成形		
步行15000步	22:30-5:30	排便2次，不粘腻，不成形		
步行11000步	22:30-6:08	排便2次，不粘腻，不成形	6.7	8.2
步行21000步	22:00-5:00	排便2次，不粘腻，不成形	6.9	7.5
步行18000步	22:00-5:30	排便1次，不粘腻，稍成形	6.3	7.2
步行23000步	22:00-5:30	排便1次，不粘腻，稍成形	6.2	8.4
步行11000步	22:30-5:00	排便2次，不粘腻，稍成形		
步行17000步	22:30-5:30	排便1次，不粘腻，稍成形		
未运动	22:30-5:30	排便1次，不粘腻，稍成形	6.3	7.4
步行17000步	22:30-5:30	排便2次，不粘腻，稍成形		
步行13000步	22:00-5:00	排便1次，不粘腻，成型	6.1	7.2
步行16000步	22:30-5:30	排便1次，成型		
步行10018步	22:30-5:30	排便2次，成型		
未运动	22:00-5:30	排便1次，成型		
)00步 有氧运动10分钟	22:30-5:30	排便1次，成型		
0000步 跑步20分钟	22:30-5:30	排便1次，成型	7.2	8.3
0000步 跑步10分钟	22:30-5:00	排便2次，成型		
步行17000步	22:30-5:30	排便1次，成型	6.3	6.8
步行19000步	22:00-5:30	排便1次，成型		
步行11000步	22:30-5:30	排便1次，成型	6.2	6.6
步行10000步	22:30-5:30	排便2次，成型	5.8	6.3
步行13000步	22:30-5:30	排便1次，成型		

二、康复案例 2

王女士，43 岁，身高 167 cm，肥胖、糖尿病、重度脂肪肝、肝损伤，管理前体重 94 kg，腰围 113 cm，经过 100 日康复管理，体重下降到 81 kg，总减重 13 kg，腰围减少 15 cm，重度脂肪肝转成轻度，肝功能恢复正常，血糖基本恢复正常。

身体症状

康复管理前：

① 口唇干，牙龈出血，头发出油，皮肤后背很多痘痘。

② 食欲好，经常吃零食，粗粮很少吃，蛋类每日 2 个；爱吃瓜子，爱吃肉；偶尔吃油炸食品；口味偏咸，吃辣椒油；没有容易过敏的食物。三餐早、晚餐在家吃，中午带饭，周六、周日不吃早餐。

康复管理后：

① 管理 10 日空腹血糖就从 9.1 降为 6.9 mmol/L，餐后从 9.9 降为 7.4 mmol/L。

② 管理 20 日血糖降到正常，空腹血糖 5.8 mmol/L，餐后 5.7 mmol/L。

③ 身体轻松，皮肤上的痘痘消失了。

④ 饮食、运动、生活习惯改变。

体检指标对比：

表60　临床体检指标对比

检验项目	英文缩写	结果		单位	参考区间
		调理前	调理后		
空腹血糖	GLU	15.22	6.26	mmol/L	3.6 ~ 6.1
糖化白蛋白	GA	25.85	13.67	%	11 ~ 16
丙氨酸氨基转移酶	ALT	60	21	IU/L	7 ~ 40
天冬氨酸氨基转移酶	AST	43	20	IU/L	13 ~ 35
钠离子	Na	134	140	mmol/L	137 ~ 147
二氧化碳	CO_2CP	18.2	22.8	mmol/L	20 ~ 28

体检报告的对比

生化全项对比结果：

丙氨酸氨基转移酶　60 IU/L　↑　　　丙氨酸氨基转移酶　21 IU/L　正常

天冬氨酸氨基转移酶　43 IU/L　↑　　天冬氨酸氨基转移酶 20 IU/L　正常

葡萄糖 15.22 mmol/L ↑ 　　　葡萄糖 6.26 mmol/L 略高

钠离子 134 mmol/L ↓ 　　　钠离子 140 mmol/L 正常

二氧化碳 18.2 mmol/L ↓ 　　　二氧化碳 22.8 mmol/L 正常

康复管理方案

康复管理的目的与服务方式

【康复管理的目的】

表 61　康复管理的目的

康复管理的目的	1. 促进肥胖康复 2. 促进脂肪肝的康复 3. 促进高血糖的康复 4. 教会您科学的生活方式 5. 帮助您恢复健康并保持健康

【服务方式】

表 62　服务方式

居家式康复管理跟踪服务	1. 康复管理师一对一全程跟踪指导服务 2. 通过远程方式，每周 3 次电话或视频、短信或微信等方式，全程贴心式跟踪指导 3. 紧急突发情况专家及时指导

健康信息汇总

【基本信息】

姓名：王女士　性别：女　年龄：43　身高：167 cm　体重：94 kg　BMI：33.7（中度肥胖）　腰围：113 cm　臀围：115 cm　腰臀比：0.98

【健康调查问卷汇总】

表 63　健康调查问卷汇总

您的健康调查问卷反映出您有如下健康问题和生活方式问题	一、个人疾病史 1. 肥胖 2. 高血糖 二、身体表现 眼睑：眼干 牙龈：出血 头发：出油 大便：排便次数，1 次 / 日，大便黏腻、气味重 三、生活方式 睡眠：晚 22 点至次日凌晨 5 点，5 分钟入睡，夜晚起夜 1 次，午休 30 分钟 运动：快步走上班，累计 60 分钟 工作环境轻松，没有压力 四、饮食 食欲好，经常吃零食，粗粮很少吃，蛋类每日 2 个；爱吃瓜子，爱吃肉；偶尔吃油炸食品；口味偏咸，吃辣椒油；没有容易过敏的食物。 三餐早、晚餐在家吃，中午带饭，周六、周日不吃早餐。

【临床体检报告汇总】

表 64 临床体检报告汇总

您的体检报告反映您有如下健康问题	2019 年 11 月 27 日体检记录

2019 年 11 月 27 日体检记录

体检报告异常指标

红细胞	5.47 ↑	3.8 ~ 5.1 10^12/L
红细胞压积增高	46.1 ↑	35 ~ 45%
空腹血糖	13.4 ↑	3.9 ~ 6.1 mmol/L
谷丙转氨酶	81 ↑	7 ~ 40 IU/L
谷草转氨酶	70 ↑	29 ~ 35 IU/L
尿糖	++	

肥胖

腹部：腹部膨隆

妇科：慢性子宫颈炎

重度脂肪肝

X 光提示颈椎病

2020 年 4 月 10 日体检记录

体检报告异常指标

丙氨酸氨基转移酶	60 ↑	7 ~ 40 IU/L
天冬氨酸氨基转移酶	43 ↑	13 ~ 35 IU/L
总胆红素	18 ↑	0 ~ 17 umol/L
葡萄糖	15.22 ↑	3.9 ~ 6.1 mmol/L
钠	134 ↓	137 ~ 147 mmol/L
二氧化碳	18.2 ↓	20 ~ 28 mmol/L
单核细胞	0.7 ↑	0.1 ~ 0.6 10^9/L
红细胞	5.63 ↑	3.8 ~ 5.1 10^12/L
血红蛋白	159 ↑	115 ~ 150 g/L
红细胞压积	47.3 ↑	35 ~ 45%
血小板压积	0.31 ↑	0.108 ~ 0.282%
全亚型糖化血红蛋白	10.2 ↑	4 ~ 6%
糖化血红蛋白（酶法）	25.85 ↑	11 ~ 16%

【健康状况评估与原因分析】

表65　健康状况评估与原因分析

通过对您健康体检报告和健康信息调查结果的综合分析，专家判定您身体整体状况处于健康分级的疾病早期状态。您当前身体疾病和症状，与您心理应激和身体机能下降及营养素缺乏而又未及时补充等原因有关	
肥胖	依据您的健康信息分析，您的肥胖分型及原因如下： 1. 您属于中度、向心性肥胖； 2. 您的肥胖与饮食能量物质摄入过多有关：您摄入的油脂含量高的食物较多，进而导致能量过剩，脂肪组织增加； 3. 您的肥胖与运动不足，能量消耗降低有关； 4. 您的肥胖与肠道菌群紊乱有关：肠道菌群紊乱、肠源性"毒素"产生过多，会引发人体出现慢性炎症，体内"废水"增多，进而导致人体物质及能量代谢异常，脂肪分解与消耗降低。
重度脂肪肝与肝损伤	脂肪肝简介：脂肪肝是指肝细胞合成的甘油三酯不能形成低密度脂蛋白分泌入血，则聚集以脂滴形式存在于肝细胞质中，从而形成脂肪肝。 依据您的健康信息分析，原因如下： 1. 您的脂肪肝与饮食相关：长期的高脂饮食导致肝脏内脂肪增多； 2. 您的脂肪肝与肥胖相关：肥胖引发的胰岛素抵抗、游离脂肪酸增多，促使肝内脂肪增加； 3. 您的脂肪肝与脾胃问题有关：肠源性毒素过多，会损伤肝脏，导致肝脏损伤，脂肪代谢的能力下降，进而导致脂肪肝； 4. 您的肝损伤与重度脂肪肝有关：肝内脂肪过多，引发脂肪性肝炎、肝功能下降、肝损伤。

通过对您健康体检报告和健康信息调查结果的综合分析，专家判定您身体整体状况处于健康分级的疾病早期状态。您当前身体疾病和症状，与您心理应激和身体机能下降及营养素缺乏而又未及时补充等原因有关

高血糖	糖尿病简介：糖尿病是一种以糖代谢障碍为主起的综合性代谢性疾病，临床表现为"三多一少"，即多尿、多饮、多食和体重减轻，发展到一定阶段会出现不用程度的并发症，如：冠心病、脑中风、糖尿病性视网膜病变、糖尿病肾病、糖尿病足（重者坏疽）、糖尿病神经病变等。 依据您的健康信息分析，原因如下： 1. 您的糖尿病与肥胖有关：脂肪组织过多，引起胰岛素抵抗，胰岛素受体减少，进而引起胰岛功能减退，导致的糖尿病的发生； 2. 您的糖尿病与脾胃问题有关：您的肠道菌群紊乱，肠道毒素增加，引起慢性炎症反应，胰岛素敏感性下降，反馈内分泌系统，升糖激素（糖皮质激素、肾上腺素和去甲肾上腺素）增多，胰岛素抵抗，导致糖代谢异常，出现糖尿病； 3. 您的糖尿病与重度脂肪肝、肝损伤有关：重度脂肪肝和肝损伤导致肝脏调节、平衡血糖的能力下降，血糖升高。

康复管理方案

表 66　康复管理方案

康复管理方案	康复目标	1. 体重：每月降低体重的 3% ~ 5%，即 2.5 ~ 3kg 2. 合并慢性病：逆转脂肪肝、高血糖
	康复周期	6 个月

康复管理方案	临床治疗建议	您目前的空腹血糖较高，容易引发酮症酸中毒，建议及时就医，降低血糖，降低风险。您目前肝功能出现轻度损伤，可先进行康复管理 1 个月，然后进行复查。
	饮食原则	1. 饮食能量摄入：1300 ~ 1500 kcal/d 2. 降低高油脂、高蛋白食物的摄入 3. 控制碳水的摄入量，尽量选择低升糖指数的食物 4. 保证优质蛋白、必需脂肪酸的摄入 5. 少食多餐（3 正餐，3 加餐） 6. 增加新鲜的蔬菜、水果的摄入
	营养指导	基础营养物质：钙、镁、锌、铬、维生素 B 族 功能性营养：益生菌及其他功能性营养（调节脾胃、调节糖代谢）
	运动指导	1. 以中低强度的有氧运动为主，如：快走、骑自行车、瑜伽、体操等； 2. 每周 5 次以上，每次 40 ~ 60 min，要循序渐进。 注意事项：您的体重基数较大，不宜做高强度、剧烈性及增加关节负荷的运动；同时在运动过程中要防止低血糖的出现
	压力指导	自己要劳逸结合，有意识的缓解压力，可以通过运动、听音乐、打坐、冥想、正念的方法来进行放松自己
	脾胃指导	在做好饮食管理的基础上，进行益生菌补充，调理脾胃功能（可选择功能性的营养物质或药食同源性物质）

【康复管理效果评价】

表 67　康复管理效果评价

康复管理效果评价	在管理期间，康复管理师每一个月会给您提供一份康复管理效果评价，总结评价您一个月的身体改变情况，以及下个阶段管理的重点内容

附：【1400 kcal 参考食谱】

表 68　1400 kcal 参考食谱

饮食能量 1400 kcal（包括食用油能量）	
早餐 7：00 ~ 9：00	全麦面包（2 片）120 kcal（或是中等大小玉米 1 根、紫薯 1 个），豆浆（250 mL）75 kcal，清炒蔬菜（绿叶，200 g）40 kcal，水煮鸡蛋（1 个）90 kcal，植物油（5 g）45 kcal，共计：370 kcal
早加餐 10：00 ~ 10：30	柚子（2 片）90 kcal

饮食能量 1400 kcal（包括食用油能量）	
中餐 12：00 ～ 13：00	杂粮米饭（150 g）180 kcal，清炒蔬菜（混合，200 g）50 kcal，两个巴掌大鱼肉（150 g）180 kcal，植物油（15 g）135 kcal，共计：545 kcal
午加餐 15：00 ～ 16：00	圣女果（5 个）20 kcal，酸奶（100 g）90 kcal
晚餐 17：30 ～ 19：00（最迟 20：00 前）	中等大小玉米（1 根）120 kcal，蔬菜（绿叶，200 g）40 kcal，植物（5 g）45 kcal，共计：205 kcal
晚加餐	脱脂牛奶（250 mL）100 kcal

参考表：食物升糖指数和血糖负荷表、食物脂肪含量表。前面的肥胖合并慢性病的章节中已含有。

肥胖康复服务记录表单（部分内容）：

表 69　肥胖康复服务记录表单（见下页）

时间	日期	体重		腰围		营养组方			饮食能量（kcal）				
		上周	本周	上周	本周	早	中	晚	早餐	加餐	午餐	加餐	晚餐
第一周	4月18日	94	93.6	113	112	✓		✓	330	70	550	100	240
	4月19日					✓		✓	280	90	520	80	300
第二周	4月20日	93.6	91.4	112	109	✓		✓	350	60	480	120	295
	4月21日					✓		✓	380	85	510	90	320
	4月22日					✓		✓	420	0	480	110	290
	4月23日					✓		✓	365	90	565	60	350
	4月24日					✓		✓	290	75	520	85	345
	4月25日					✓		✓	380	60	490	110	275
	4月26日					✓		✓	265	90	530	40	335
第三周	4月27日	91.4	89.8	109	106		✓	✓	340	0	560	90	295
	4月28日					✓		✓	295	60	485	80	325
	4月29日					✓		✓	325	90	620	0	260
	4月30日						✓	✓	350	75	520	0	325
	5月1日					✓		✓	420	0	490	110	90
	5月2日					✓		✓	295	95	590	0	235
	5月3日					✓		✓	315	75	540	95	325
第四周	5月4日	89.8	87.8	106	103	✓		✓	345	115	490	0	310
	5月5日						✓	✓	375	60	550	40	350
	5月6日					✓		✓	300	110	540	0	430
	5月7日					✓		✓	275	0	495	110	325
	5月8日					✓		✓	280	100	565	90	265
	5月9日					✓		✓	320	90	545	0	425
	5月10日						✓	✓	295	120	450	90	325

水量（毫升）	运动	睡眠	大便	血糖	
				空腹	餐后 2H
00	步行 19000	22:30-6:00	无排便		
00	爬山 2 小时	22:30-5:30	大便 2 次，不成型		
00	步行 15000	22:00-5:00	大便 1 次，不成型	9.1	9.9
00	步行 11000	22:30-6:30	大便 1 次，不成型		
00	步行 21000	22:00-5:30	大便 1 次，不成型	8	9.9
00	步行 18000	22:00-5:30	大便 1 次，不成型		
00	步行 23000	22:30-5:00	大便 2 次，不成型		
00	步行 12000	22:30-5:30	大便 1 次，不成型		
00	步行	22:30-5:30	大便 1 次，不成型	6.9	7.4
00	步行 16000	22:00-5:00	大便 1 次，不成型		
00	步行 17000	22:30-5:30	大便 1 次，不成型	6.7	6,2
00	步行 13000	22:30-5:30	大便 1 次，不成型		
00	步行 16000	22:00-5:30	大便 1 次，成型		
00	步行 7000 步	22:00-6:00	大便 1 次，成型		
00	步行 10000 步	22:30-6:00	大便 2 次，不成型		
00	步行 11000 步	22:30-5:30	大便 1 次，不成型	7.2	9.3
00	"步行 16000 跑步 10 分钟 "	22:30-5:30	大便 1 次，成型		
00	步行	22:00-5:00	大便 1 次，不成型	6.3	5.4
00	步行 19000	22:30-5:30	大便 1 次，成型		
00	步行 15000	22:00-5:00	大便 1 次，成型		
00	步行	22:30-5:30	大便 1 次，成型	5.8	5.7
00	步行 10000 步	22:30-6:00	大便 2 次，成型		
00	"KEEP 燃脂运动 15 分钟步行 13000 步 "	22:30-5:00	没有排便		

第六章 健康教育

　　健康教育是肥胖康复的基础和先导，健康教育的目的是帮助肥胖患者掌握肥胖康复管理的知识和技能，促进肥胖患者行为的改变，进而实现肥胖的康复。

　　目前，我国肥胖患者健康素养普遍较低，甚至存在很多错误的认知和行为，而这也是导致我国肥胖人数越来越多的根本原因。因此想要肥胖康复及预防复胖，就必须要对肥胖患者进行健康教育。

一、行为改变模式

　　我们先了解一下健康教育的四种行为改变理论模式：

1. 知信行模式

　　"知信行"是知识、信念和行为的简称。其理论是：让人们了解正确，科学的知识，建立起积极，正确的态度和信念，从而促进人们形成有益于健康的行为。

2. 健康信念模式

　　该理论模式强调感知和信念的重要性，人们只有有了坚定、强烈的自我改变的信念才能带来长期，持续性的行为改变，并形成有益健康的行为习惯。

3. 自我效能理论

自我效能指的是自己有能力控制内，外因素而成功采纳健康行为并取得期望结果的自信心，自我控制的能力。

4. 行为改变的阶段性理论

该理论认为人们的行为改变是一个过程而不是一个事件，而必须在过程中提供阶段性的帮助，才能实现行为的改变。

行为改变阶段性理论，把行为改变分为 5 个阶段，对于成瘾性行为（如吸烟、饮酒、吸毒、网络成瘾等）分为六个阶段。

①没打算阶段。

②打算阶段。

③准备阶段。

④行动阶段。

⑤维持阶段。

⑥终止阶段（针对成瘾性行为）。

二、健康教育的措施：健康传播

1. 人际传播

也称人际交流，是指人与人之间直接信息沟通的一种交流活动。

常用的人际传播方式：

①讲课：通过语言和文字的方式，向目标人群传达知识、信

息和技能。

②同伴教育：就是以同伴的关系为基础开展的信息交流和分享。

同伴是指：年龄相近、性别相同或具有相同背景、共同经验、相似生活状况，或由于某种原因使其有共同语言的人，也可以是具有同样生理、行为特征的人。

例如：为一位 38 岁的肥胖女性选择同伴，可以选择跟她年龄相近，性别同为女性，肥胖程度、肥胖类型、肥胖病因接近的已经康复的患者。

③演示与示范：结合教育内容，采用实物或模型进行实际操作演示，使教育对象学习掌握规范的操作方法。

2. 大众传播

大众传播是指职业信息传播机构和人员通过广播、电视、电影、报纸、期刊、书籍等大众传播媒介和特定传播技术手段，向广泛、为数众多的社会人群传递信息的过程。

3. 传播材料

传播材料分个体传播材料和全体传播材料。

①个体传播材料：传单、折页、小册子等。

②群体传播材料：宣传栏、招贴画、海报、横幅、标语、报刊等。

以上讲述的健康传播方式和资料，在肥胖个体或群体的健康教育中是经常用到的，因此必须要掌握相关的知识和技能。